Öle – mit Aroma und Wirkung

Aromaöl	Wirkung
Neroliöl	▪ beruhigt ▪ entspannt ▪ stimmungsaufhellend
Zitronenöl	▪ stimmungsaufhellend ▪ anregend ▪ konzentrationsfördernd
Bergamotteöl	▪ beruhigt ▪ löst Angst und ▪ Spannung
Orangenöl	▪ harmonisiert die Stimmung ▪ (beruhigt oder regt an, je nach Ausgangslage)
Eukalyptusöl	▪ atemstimulierend (nicht bei Kindern unter 6 Jahren anwenden!)

Aromaöl	Wirkung
Pfefferminzöl	▪ muskelentspannend
Thymian	▪ erleichtert die Atmung ▪ keimhemmend
Nadelöle	▪ erleichtern das Abhusten ▪ atemvertiefend ▪ anregend ▪ muskelentspannend
Birkenöl	▪ für den typischen „Saunaduft“ (in Finnland werden eingeweichte Birkenreiser verwendet)

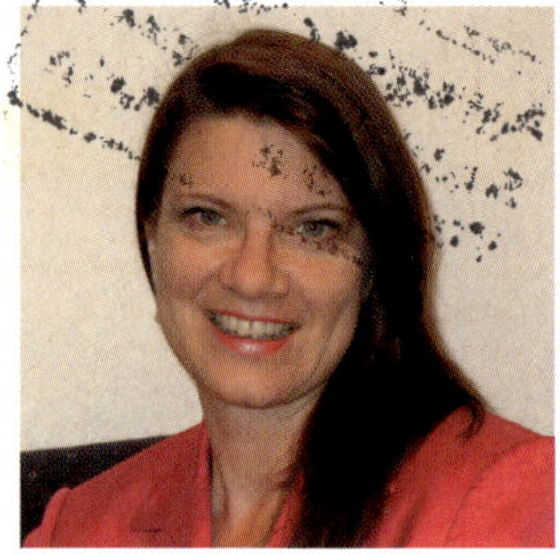

Die Autorin:

Dr. med. Ulrike Novotny arbeitete zunächst als Ärztin in der Klinik. Als Mutter zweier Kinder tauschte sie den weißen Kittel gegen Schreibtisch, PC und Papier. Seit 16 Jahren schreibt sie als Medizinjournalistin für die Fach- und Laienpresse, hier mit den Schwerpunkten Gesunderhaltung mit natürlichen Methoden, und arbeitet auch an TV-Sendungen zum Thema mit. Sie ist selbst begeisterte Saunagängerin, wenn es ihre Zeit zulässt.

Danksagung:

Herrn Bernd Schuler danke ich für die Fotografien aus der Bora-Sauna in Radolfzell, einer ausgesprochen gelungenen Sauna-Landschaft. Mein weiterer Dank gilt Frau Uta Spieldiener vom TRIAS-Verlag. Sie hatte die Idee zum Buch, und auch für die nun schon dritte Auflage gingen ihr die Einfälle für ein Weiterwachsen des Projekts nicht aus. Allen anderen, die zum Endergebnis beitrugen, namentlich Frau Anne Bleick, sei ebenfalls herzlich gedankt.

Dr. med. Ulrike Novotny

Sauna unbeschwert genießen

- Sauna erlaubt? Gesundes und richtiges Schwitzen trotz Beschwerden
- Extra: Ihr Wellness-Tag in der Sauna

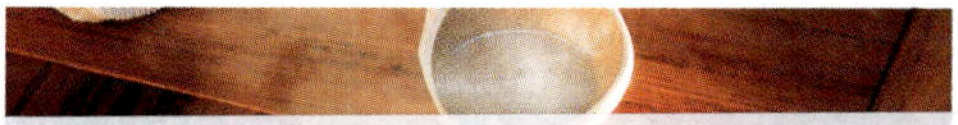

Novotny, Ulrike:
Sauna unbeschwert genießen. - 3. überarb. Aufl. - TRIAS, 2007
ISBN 978-3-8304-3401-6 fest geb. : EUR 14.95

Der Gesundheits-Ratgeber informiert über die wichtigsten wissenswerten Fakten rund um das Thema "Sauna": Abc des Schwitzens, die Abläufe im Körper, Sauna bei Krankheiten und Beschwerden; mit einem Vorschlag für einen "Wellness-Tag".
IK: Fit und gesund (StO Ratgeber)

TRIAS

Sauna unbeschwert genießen

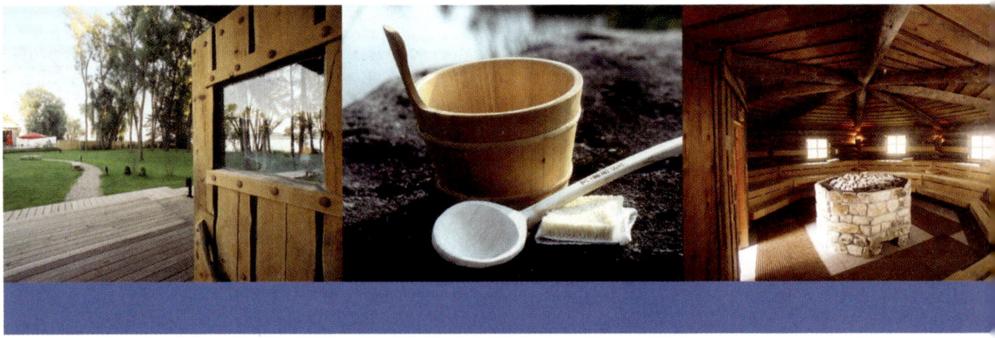

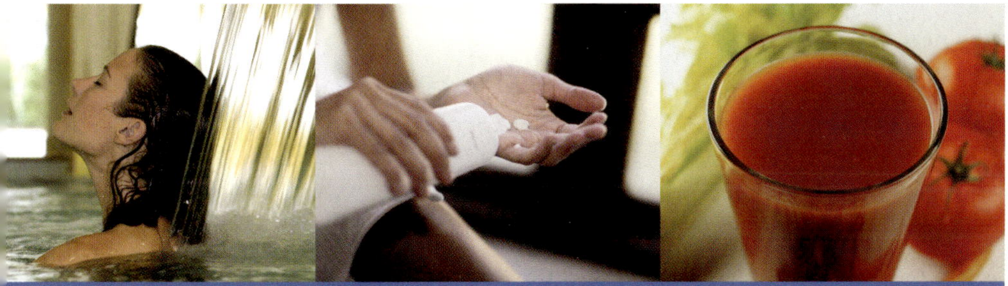

Vorwort

Die Sauna hat sich von Finnland aus in der ganzen Welt verbreitet. Zu Recht: Die Sauna ist ideal, um etwas für die unmittelbare Wellness, Entspannung und das schöne Aussehen zu tun, und das ist auf lange Sicht dazu noch gesund. Das Besondere an der Sauna sind die extremen Temperaturreize. Bei den meisten von uns schlummert die Fähigkeit, mit diesen starken Reizen umzugehen, völlig ungenutzt. Wecken Sie diese Fähigkeiten zur Selbstregulation auf – und damit Ihre Selbstheilungskräfte. Das Immunsystem profitiert, der Umgang mit Stress, Herz und Kreislauf wird trainiert. Das können Sie in vielen Fällen auch dann einlösen, wenn Sie bereits an Beschwerden oder Krankheiten leiden. Was Sie beachten sollten und wie Sie Fehler vermeiden, erfahren Sie in diesem Buch.

Ich möchte Ihnen nicht nur meine Begeisterung für das Saunieren weitergeben, weil ich aus persönlicher Erfahrung und als Ärztin weiß, wie schädlich sich Stress und Hektik auswirken und wie wichtig es ist, Spaß am Erhalt der Gesundheit zu gewinnen. Als Ärztin ist mir zudem wichtig, auch medizinische Fragen zu beantworten: Bei welchen Störungen oder Krankheiten gewinnt man durch Saunieren? Wann sollte ich vorsichtig sein, was ist bei bestimmten Sonderfällen zu beachten?

Viel Freude am gesunden Saunieren wünscht Ihnen

Ulrike Novotny, Mai 2007

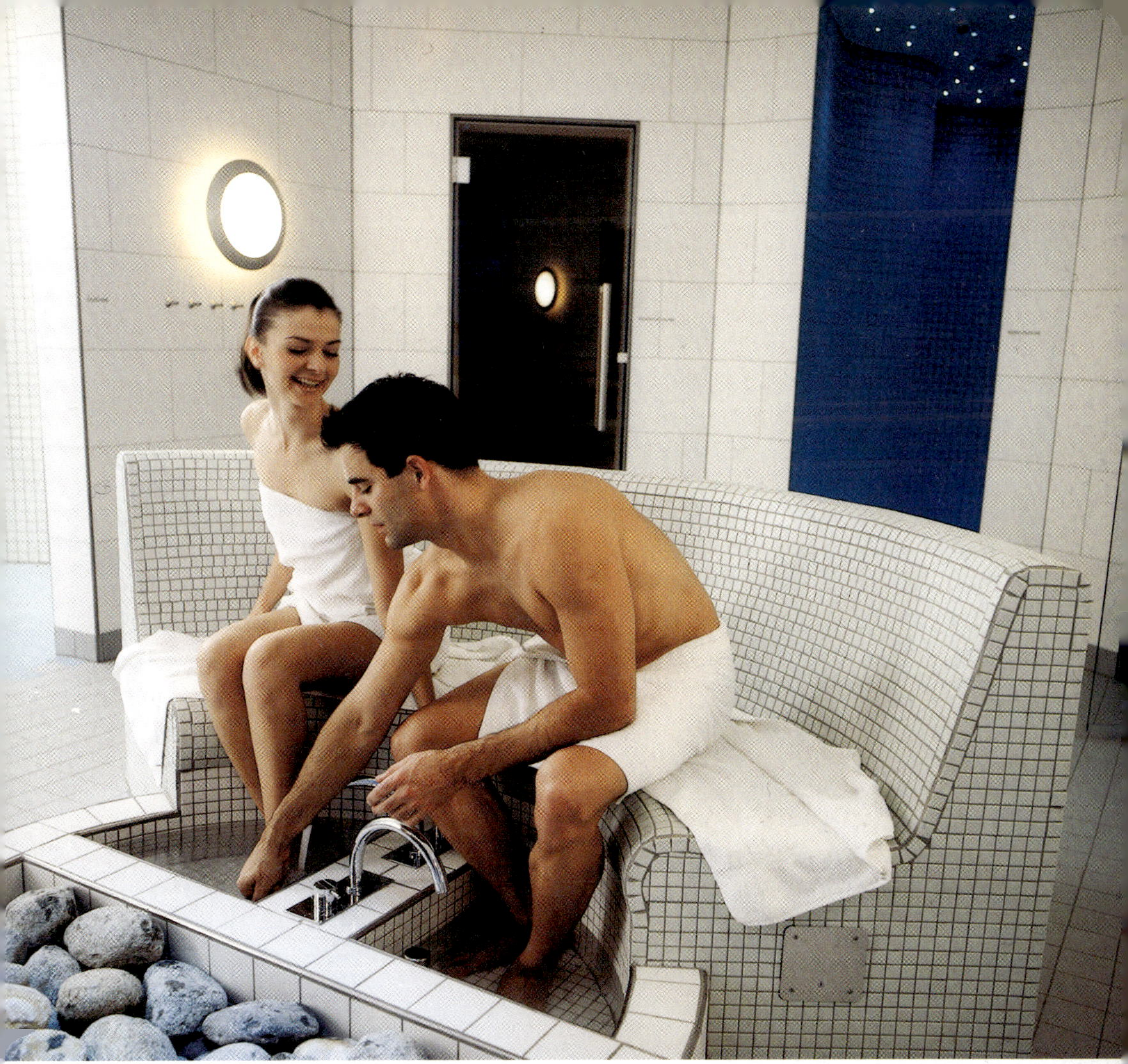

Das ABC des Schwitzens

Was genau macht eigentlich die Sauna aus? Was unterscheidet sie von anderen Schwitzbädern? Das ist spätestens dann wichtig, wenn Sie Beschwerden zu Leibe rücken wollen.

Sauna – was ist das eigentlich?

Die Sauna ist ein Schwitzbad in relativ trockener Luft kombiniert mit einer Abkühlung an der frischen Luft und im kalten Wasser. Der Reizwechsel ist extrem: von 90 bis 100 °C an der Kabinendecke zu 15 °C oder noch kälter im Wasser. Aber keine Angst: Der Körper ist darauf eingerichtet, mit solchen Reizen umzugehen. Und er beantwortet sie mit einer tiefen Entspannung. Deshalb ist die Sauna eine unglaublich wohltuende und entspannende Angelegenheit, die Sie genießen werden und in deren Anschluss Sie sich wie neugeboren fühlen. Richtig angewendet kann sie auch dazu beitragen, Gesundheitsstörungen vorzubeugen oder günstig zu beeinflussen.

Anders als im Dampfbad ist in der Saunakabine die Luft relativ trocken. Der Körper kühlt sich, indem die Haut Feuchtigkeit abgibt. Trockene Luft kann Feuchtigkeit gut aufnehmen. Deshalb können bei trockener Luft die Temperaturen recht hoch sein, ohne dass sich der Körperkern zu stark aufheizt – vorausgesetzt, die Feuchtigkeit kann vom Körper weg. Deshalb sitzt man unbekleidet in der Sauna. Ein Dampfbad gleicht tropischem Regenwaldklima, die Sauna trockenem Wüstenklima. In feuchter Hitze kann die Haut sich weniger gut durch Schwitzen kühlen, deshalb muss im feuchten Dampfbad die Temperatur viel niedriger, etwa halb so hoch, liegen.

Saunaklima

Der Saunaofen erhitzt die Luft und die gesamte Saunakabine mit Wänden, Bänken und Decken, sodass die Wärmestrahlung von allen Seiten auf den Körper einwirkt. Der Körper hält seine innere Temperatur konstant, indem er Feuchtigkeit abgibt. Anfangs wird die gesamte gebildete Feuchtigkeit direkt in die Luft aufgenommen, sodass man erst einmal keine Schweißbildung sieht. Erst mit längerer Verweildauer steigert der Körper die Schweißabgabe so, dass

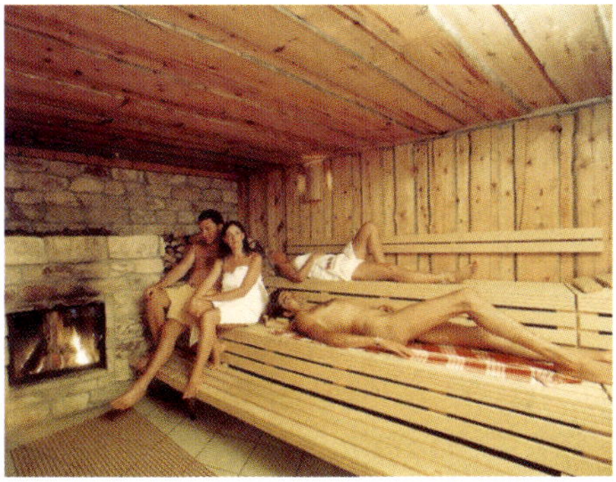

▲ Wenn die Saunakabine mit einem offenen Feuer beheizt wird, wirkt sie besonders anheimelnd.

man Feuchtigkeit auf der Haut sieht. Für eine gute Wirkung ist es nicht notwendig, dass Tropfen perlen, aber es ist notwendig, dass die Umgebungsluft bei dieser Hitze relativ trocken ist, also Feuchtigkeit gut aufnehmen kann.

„Im Dampfbad schwitze ich viel besser", sagen viele. Aber Feuchtigkeit auf der Haut ist nicht gleichbedeutend mit aktiv gebildetem Schweiß! Im Dampfbad bildet die Feuchtigkeit aus der Luft (= der Dampf) einen Niederschlag auf dem kühleren Körper – so wie feuchter Atem, den man auf einen kühlen Spiegel haucht.

Jeder Mensch reagiert unterschiedlich. Der eine verträgt die trockene, heiße Hitze besser, der andere das feuchte, aber gemäßigtere Klima. Deshalb wurden Abwandlungen der Sauna entwickelt, bei denen sich die Luftfeuchtigkeit und die Temperatur so einstellen lassen, dass sie der individuellen Verträglichkeit am besten entgegenkommen. Wichtig ist dabei nur, dem Körper einen wirklich kräftigen Hitzereiz zu bieten, auf den er entsprechend reagieren kann. Deshalb ziehe ich die sehr heiße, relativ trockene Sauna vor, sie fördert das aktive Schwitzen am besten. Keime und Pilze haben es bei hohen Temperaturen mit trockener Luft am schwersten, sodass auch der hygienische Aspekt für die original finnische Sauna spricht.

INFO

Sanarium

Für medizinische Zwecke wurde das sogenannte Sanarium mit niedrigerer Temperatur und höherer Luftfeuchte in Studien untersucht, und es zeigte sich, dass diese etwas sanftere Methode für Menschen mit bereits eingetretenen Gesundheitsstörungen gut geeignet ist.

Das ABC des Schwitzens

Die Luft darf nicht zu trocken sein, sonst beißt sie unangenehm in die Nase, und man fühlt sich nicht wohl. Die Feuchte sollte bei 15 bis 30 relativen Prozenten liegen. Erhitzt man ganz normale Umgebungsluft in der Saunakabine, wird die relative Feuchtigkeit (die Fähigkeit, Feuchtigkeit aufzunehmen) noch niedriger. Ein Aufguss, den man noch vor dem ersten Saunagang durchführt, sorgt dafür, dass die Luftfeuchtigkeit hoch genug ist.

Der Siegeszug der Sauna

Wer kam auf die Idee, sich bei fast 100 Grad in einem Blockhäuschen zu backen, anschließend in kaltes Wasser zu tauchen – und das auch noch der Gesundheit zuliebe? Schon längst vor den Finnen suchten Menschen Methoden, sich zu reinigen, mit Wärme in einer ungastlichen Umgebung zu entspannen und dabei ökonomisch mit der kostbaren Wärme umzugehen.

Die Ursprünge der Sauna waren Erdgruben, die sich mit erhitzten Steinen rasch aufwärmen ließen. Dort, wo heiße Quellen zur Verfügung standen, wie z.B. im Mittelmeerraum, wählte man eher Thermen und Dampfbäder. Wo man nur das Feuer hatte, war die erhitzte Erdgrube einfacher, und man reinigte sich nicht nur physisch, sondern auch rituell.

In unserem Kulturkreis gab es die Badstuben. Sie wurden vom eher körperfeindlichen Klerus im Mittelalter jedoch geschlossen, möglicherweise auch, weil sich Infektionskrankheiten in Badstuben verbreiteten. Das Bad bewährte sich hier offensichtlich weniger als das trocken-heiße Schwitzbad mit Abkühlung.

Der Durchbruch der finnischen Sauna kam bei uns im 20. Jahrhundert mit einer enormen sportlichen Leistung bei den Olympischen Spielen in Paris 1924. Zwei Finnen siegten erst in einem 5000-Meter-Lauf bei 52 °C, um 90 Minuten später zu einem 10000-Meter-Lauf zu starten und dort ebenfalls Gold- und Silbermedaille einzustreichen, während das halbe Feld mit Hitzekollaps von der Bahn getragen werden musste. Warum vertrugen ausgerechnet die Finnen die ungewohnte Hitze so gut? Sie waren Sauna gewohnt, die den Umgang mit Hitze übt und dazu regenerationsfördernd wirkt.

Als sich die finnische Mannschaft auch bei den Olympischen Spielen in Berlin (1936) eine Sauna errichten ließ, begannen sich auch Ärzte dafür zu interessieren. Zumal die Finnen das Schwitzbad auch gegen Krankheiten einsetzen: „Wenn Sauna, Teer und Schnaps nicht helfen, ist die Krankheit tödlich", besagt ein finnisches Sprichwort. Deutschland wurde neben Finnland zu dem Land, das sich am intensivsten wissenschaftlich mit den medizinischen Saunawirkungen befasste. In letzter Zeit kam auch Japan hinzu.

INFO

Je trockener die Luft, desto effektiver schwitzt man

Bei allen Schwitzbädern, ob über 90 °C oder „nur" 40 °C heiß, schwitzt man, damit die Temperatur im Körperinneren konstant bei 36–37 °C bleibt. Die Haut selbst soll nicht viel heißer als 40 ° werden. Sobald die Umgebungstemperatur höher ist als die ideale Temperatur im Körper, beginnt die Gegenregulation durch Abgabe von Feuchtigkeit (Schwitzen).

Kann die Feuchtigkeit von der (trockenen) Umgebungsluft gut aufgenommen werden, funktioniert die Kühlung effektiver, sodass die Umgebung wesentlich heißer als die Körpertemperatur sein kann. Je feuchter die Umgebungsluft ist, desto schlechter nimmt sie zusätzliche Feuchtigkeit auf.

Befindet man sich in einem Dampfbad, ist die Luft fast mit Feuchtigkeit gesättigt. Die Tropfen, die sich auf der Haut bilden, sind also kaum Schweiß, sondern überwiegend Niederschlag der Luftfeuchtigkeit auf dem (kühleren) Körper. Hier schwitzt man weniger effektiv.

Das ABC des Schwitzens

Die Verwandten der Sauna

Größere Einrichtungen bieten oft mehrere verschiedene Arten der Schwitzbäder an, sodass hier kurz auch die „Verwandten“ beschrieben werden sollen, um abzugrenzen, was Sauna ist und was nicht.

Römisches Bad. Im römischen Bad erwärmen Fußboden- oder Hohlwandheizungen verschiedene Räume mit heißem Wasser auf unterschiedliche Temperaturen (z.B. Tepidarium: 30 °C). Heiß- und Kaltwasseranwendungen gehören nicht unbedingt dazu. Zur Entspannung kann man bis zu 2 Stunden dort verbringen.

Hamam. Das türkische oder arabische Bad (Hamam) bietet Räume mit einer Temperatur von 40–50 °C und steigender Wasserdampfsättigung bis zum Dampfbad. Man kühlt sich stufenweise in unterschiedlich kühlen Räumen ab, auch mit Wasser. Die Reinigung mit Seifenschaum gehört dazu.

Banja. Das russische Bad (Banja) gleicht äußerlich der Holzhütte einer finnischen Sauna. Es ist kühler (40–50 °C) und feuchter mithilfe großzügiger Aufgüsse.

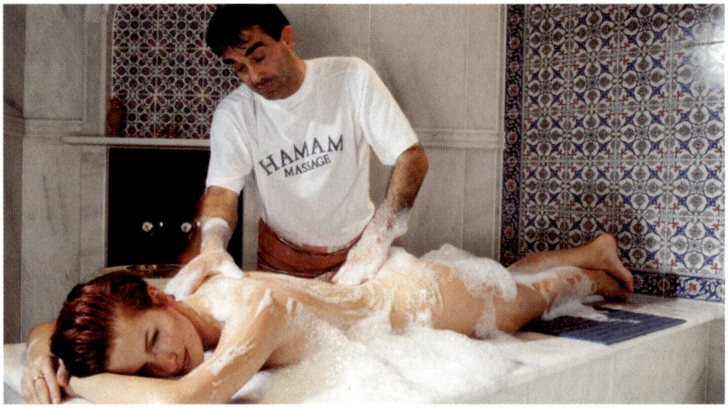

▲ Schaummassage in Hamam.

Helarium. Im Helarium unterstützen farbige Leuchten die psychische Wirkung der Sauna.

„Bio-Sauna". „Bio-Sauna" ist ein verbreiteter, aber kein offizieller Begriff, weil nur Sauna als solche bezeichnet werden darf. Gemeint ist eine Sauna mit niedrigerer Temperatur als die klassische finnische Sauna, aber höherer Luftfeuchtigkeit. Die Finnen selbst nehmen es mit ihrer Sauna vielfach auch nicht so akademisch: Je nach Bedarf nehmen sie mehr oder weniger Aufgüsse und heizen die Sauna mehr oder weniger stark ein. Ähnlich kann man es auch selbst machen, besonders, wenn man geübt ist.

Infrarot-Kabine. In Infrarot-Kabinen begrenzt sich die Wärmestrahlung auf Infrarotstrahlen, arbeitet also nur mit einem kleinen Anteil der Strahlung, die ein Saunaofen abgibt. Die Infrarotstrahlen fordern weniger die Gesamtreaktion des Körpers heraus, sie erwärmen, aber sie erhitzen nicht den ganzen Körper. Um möglichst wenige Bereiche im „Strahlungsschatten" zu haben, sind mattenähnliche Wärmestrahler an den Kabinenwänden angebracht. Hier wird vor allem der entspannende Effekt der Wärme ausgenutzt. Abkühlung gehört nicht unbedingt dazu.

So wirkt die Sauna

Die Sauna hat vielfältige positive Auswirkungen auf Körper und Seele.

- Sie reinigt die Haut sehr gründlich von außen – durch ein Peeling – und von innen, indem die Hautdurchblutung sehr stark zunimmt.
- Die Hitze regt den Kreislauf an, das Herz schlägt schneller, aber gegen weniger Widerstand, sodass es eher entlastet als belastet wird.
- Die Atemwege werden intensiv durchblutet.
- Der gesteigerte Blutfluss durchspült die Haut und andere Gewebe, die erhöhte Temperatur macht den Stoffwechsel intensiver, wodurch bei-

Das ABC des Schwitzens

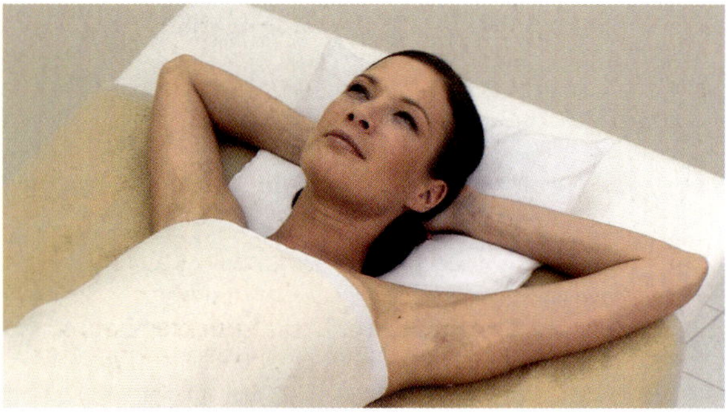

◀ Nach dem Reizdoppel aus Hitze und Kälte reagiert der Körper mit einer Entspannung bis in die Haarwurzeln – wenn Sie ihn lassen.

spielsweise die Immunabwehr verbessert wird.

- Die Muskeln entspannen sich.
- Hitze und Kälte beeinflussen die Hormonspiegel.

Sie erholen sich als ganzer Mensch, also körperlich, seelisch und geistig. Anspannungen können sich in Entspannung auflösen. Wiederholtes, besser noch regelmäßiges Saunieren trainiert die Reaktion auf verschiedenste Reize, die im Alltag auf Sie einstürzen. Deshalb kann Sauna auch dazu beitragen, die Heilung verschiedener Krankheiten zu unterstützen, die auf einer gestörten inneren Regulierung beruhen.

Saunabaden gehört zu Recht zu den Therapieplänen von Rehabilitations- und Kurkliniken und ist keinesfalls nur ein Verfahren für Wellness und Gesunderhaltung.

Gesundheitliche Ziele

Das gesundheitliche Ziel eines Saunabesuchs ist Entspannung. Mit regelmäßigem Saunieren kann man noch mehr erreichen: ein Training des Körpers, auf Reize rasch, gezielt und sinnvoll zu antworten. Bei vielen gesundheitlichen Störungen ist eine unpassende Reizantwort die Ursache, und die Sauna wirkt hier harmonisierend.

Wir brauchen die Sauna heute nicht, um uns endlich einmal in Wärme wohlig entspannen zu können, das geht auch im Wohnzimmer auf der Couch.

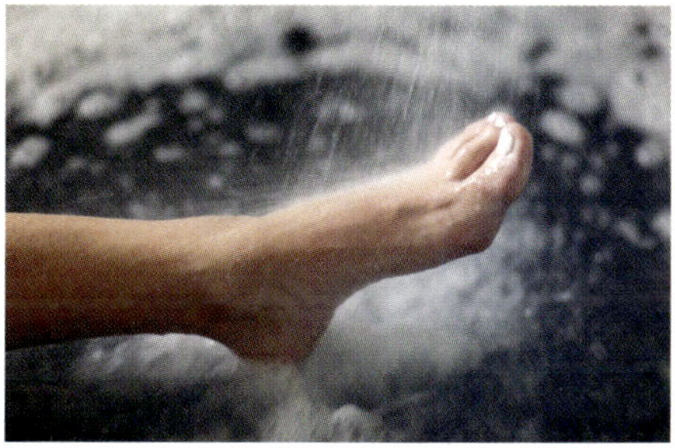

▲ Prickelnde Kälte – einfach ein Kick.

Auch fehlen uns selten intensive Reize, die den Körper zu einer klaren Reaktion herausfordern. Aber wir geben der Reaktion zu wenig Raum und Zeit. Nichts gegen ein bestimmtes Maß an Stress, aber es muss durch Entspannung und die richtige „Abfuhr" der Körperreaktionen beantwortet werden. Ein Beispiel: Sie empfinden Wut auf jemanden, reagieren sie aber nicht körperlich ab. Die nicht abgerufene Muskelaktivität wird deshalb in den Muskeln „deponiert" und äußert sich dann durch Verspannungen.

Die Sauna mit ihren starken Reizen weckt die durcheinander geratenen Regulationskreise und ordnet sie. Da sie sich völlig natürlicher Regulationen bedient, ist sie trotz der Intensität des Wärme- und Kältereizes überraschend gut verträglich – vorausgesetzt, man blockiert oder überfordert diese Regulationen nicht. Durch eine gute Körperregulation werden Stressreize ausgeglichen.

INFO

Das bringt Ihnen regelmäßiges Saunieren

- verbesserte Abwehrkräfte, weniger Infekte
- exzellente Entspannung, bessere Stressverträglichkeit
- verbesserte Blutdruckregulation bei zu hohem und zu niedrigem Blutdruck (Regeln beachten!)
- Venentraining
- Unterstützung der Muskelregeneration nach Belastungen
- verbesserte Hautdurchblutung, jüngeres Hautbild, „Entschlackung", sogar Anti-Aging!
- positive Wirkungen bei Funktionsstörungen (Asthma bronchiale, Beschwerden aufgrund eines nervösen Ungleichgewichtes wie Kopfschmerzen, Verstimmungen, Bluthochdruck)
- verbesserte Temperaturregulation (bessere Hitze- und Kältetoleranz)

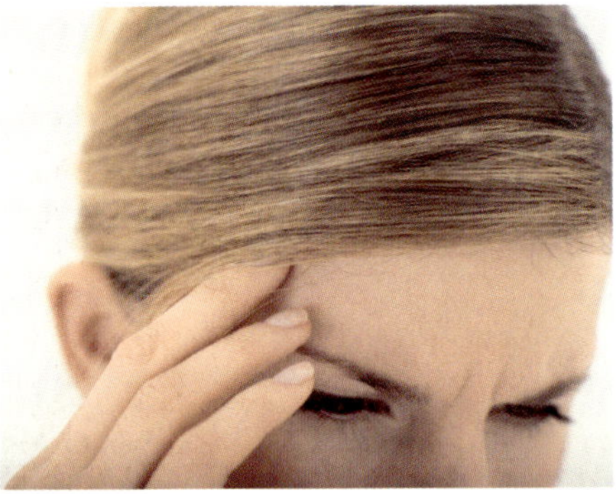

▲ Spannungskopfschmerzen durch Sauna lösen.

Regelmäßigkeit ist wichtig

Sie trainieren Ihre „Selbstheilungskräfte“ umso besser, je regelmäßiger Sie saunieren. Natürliche Regulationsverfahren benötigen Zeit, damit sich ihre Wirkungen stabil entfalten. Um Gesundheitsstörungen mit natürlichen Mitteln wie Sauna zu beheben, braucht man mehr Geduld als mit den Verfahren der konventionellen Medizin, welche Reaktionen eher erzwingt.

Mit einer Kopfschmerztablette sind Sie den Brummschädel meist innerhalb einer halben Stunde los. Aber die Neigung zu Kopfschmerzen verschwindet nicht. Die Sauna dagegen kann Sie innerhalb von zwei Stunden so weit entspannen, dass der Hammer im Kopf Ruhe gibt. Gleichzeitig haben Sie tiefgreifend etwas gegen Ihre Kopfschmerzanfälligkeit unternommen und dabei noch andere „positive Nebenwirkungen“ mitgenommen.

Der Saunagang

Die Luft in der Saunakabine wird durch den Saunaofen erhitzt und steigt nach oben. Unter der Decke herrschen ca. 100 °C. Die Luft kühlt sich an den Wänden und den Saunabesuchern ab und sinkt wieder nach unten. Dadurch entsteht ein Temperaturgefälle von 40–60 °C. Mithilfe der Stufenbänke lassen sich unterschiedliche Wärmezonen nutzen. In Kopfhöhe sollte die Temperatur bei 80–90 °C liegen. Die Abbildung zeigt die Temperatur auf den jeweiligen Bänken und das große Temperaturgefälle im Sitzen zwischen Kopf und Füßen. Für Neulinge ist es am günstigsten, im Liegen zu saunieren. Aber nicht auf der untersten Bank!

Um Luft von 70–100 °C atmen und auf der Haut vertragen zu können, muss sie relativ trocken sein, sodass Wasser vom Körper und von den Schleimhäuten in Form von Schweiß und feuchtem Atem verdunsten und dadurch die Oberfläche kühlen kann. Damit diese Mechanismen funktionieren können, darf der Wasserdampfgehalt der Luft nicht höher sein als die Feuchtigkeit unmittelbar an der Haut.

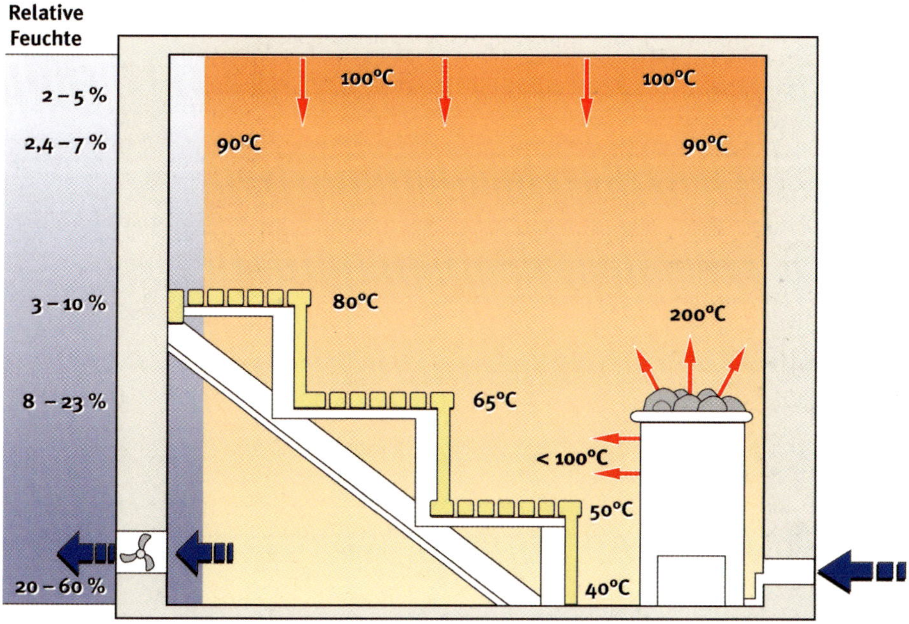

▲ Das Gefälle der Temperatur und der relativen Feuchte in der Kabine ist beträchtlich. Die Strahlungswärme geht nicht nur vom Ofen, sondern auch von Decke, Wänden und Holzbänken aus. Der Sauerstoffgehalt nimmt zur Decke hin ab. Für das Saunaklima ist auch eine gute Lüftung sehr wichtig.

Das ABC des Schwitzens

Sitzen oder liegen?

Wenn Sie liegen, sind die einzelnen Körperregionen den geringsten Unterschieden ausgesetzt, und im Liegen ist die Entspannung am einfachsten. Wer am liebsten auf dem Bauch liegt, legt den Kopfkeil unter die Schienbeine, sodass die Zehen es bequem haben. Noch entspannter ist das Liegen auf dem Rücken. Dazu können Sie sich die Keile unter den Kopf legen.

Eine gut besuchte Saunakabine bietet nicht immer den notwendigen Platz zum Liegen. Nicht jeder möchte sich auch gleich Fremden unbekleidet in ganzer Schönheit darbieten. Es empfiehlt sich auch nicht, bis zum Schluss des Saunaganges liegen zu bleiben, denn der Kreislauf muss auf das Stehen vorbereitet werden. Wie also richtig sitzen?

Beim Sitzen ziehen Sie die Füße am besten auf die Bank, auf der Sie sitzen (Ausnahme: Krampfadern, weil dabei die Venen stärker „abknicken“). So versackt weniger Blut im Netz der Beinvenen, und der Temperaturunterschied zum Kopf ist nicht so groß. Lehnen Sie sich bequem an.

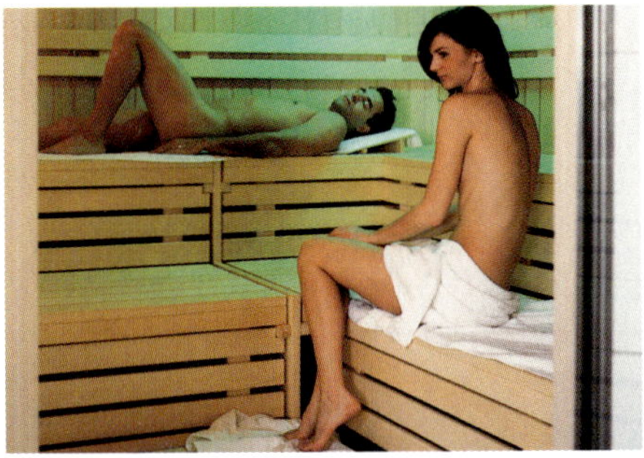

▲ Man hat nicht immer den Platz, um sich hinzulegen.

Im Kutschersitz stehen die Füße breit auseinander auf der unteren Bank, die Ellbogen stützen sich bei vorgebeugtem Oberkörper auf die Knie. Diese Position ist entspannend, aber für den Kreislauf nicht ganz so günstig. Die Füße sollten immer auf dem Saunatuch stehen.

Bevor Sie die Sauna verlassen, stellen Sie die Füße auf die untere Bank und sitzen wie auf einem Stuhl. Wippen und kreisen Sie mit den Füßen, um die Muskelpumpe in den Waden zu betätigen. Damit wird Blut verstärkt herzwärts transportiert und versackt nicht so schnell, wenn Sie hinausgehen.

Die Luftfeuchte

Die Luftfeuchte, die in der Kabine herrscht, ist ein wesentliches Unterscheidungsmerkmal von Sauna und Dampfbädern. Gemessen wird sie meist als relative Feuchte, das heißt als tatsächliche Sättigung im Vergleich zur maximal möglichen Sättigung.

Diese Maximalsättigung hängt von der Temperatur ab.

Absolute Luftfeuchte

- Um den Gefrierpunkt ist die Luft bereits voll wasserdampfgesättigt, wenn sie etwa 5 g Wasser in einem Kubikmeter Luft enthält. Sie sehen bei Kälte Ihren Atem, weil der enthaltene Wasserdampf die Sättigung überschreitet und Tröpfchen bildet.
- Bei 50 °C kann die Luft 82,3 g Wasser/m^3 aufnehmen.
- Bei 100 °C 590 g Wasser/m^3, also mehr als hundertmal soviel wie bei Temperaturen nahe dem Gefrierpunkt.

In der Sauna sollte die absolute Luftfeuchte 10–30 g Wasser/m^3 betragen.

Die absolute Luftfeuchte, also die Menge an Wasser, die sich in der Saunakabine befindet, lässt sich nicht praktikabel messen. Um dennoch die Luftfeuchte einschätzen und einstellen zu können, misst man die relative Feuchte.

Relative Luftfeuchte

Die relative Feuchte ist die Menge an Luft, die bereits wasserdampfgesättigt, also nicht mehr aufnahmefähig für weitere Feuchte ist. Weil die Temperatur unter der Kabinendecke sehr hoch ist, beträgt die relative Feuchte hier 2–5 %. Am Boden dagegen herrschen 20–60 %. Normales Raumklima enthält bei Zimmertemperatur 40–50 % relative Feuchte.

Die relative Feuchte lässt sich mit einem Hygrometer abschätzen. Es enthält einen Faden, der sich bei steigender Feuchtigkeit ausdehnt. Das Messhaar altert bei Hitze und gibt auch deshalb nur einen Anhaltspunkt. Ein Hygrometer sollte immer an gleicher Stelle, am besten dicht unter der Decke, aufgehängt werden. Besser geeignet ist der Aspirations-Psychrometer nach Assmann.

Die Luft in der Sauna stammt vor Beginn des Saunierens aus der Umgebungsluft. Im Winter beträgt die absolute Feuchte der Außenluft 4 – 5 g/m³, im Sommer 8 – 10 g/m³; liegt also schon vor dem Erhitzen niedriger als die gewünschte Luftfeuchte in der Sauna. Hier soll die Hitze zwar trocken sein, aber nicht zu trocken (weniger als 10 g/m³), ansonsten leiden nämlich die Schleimhäute. Daher gießt der Saunameister vor Badebeginn reichlich Wasser auf die Ofensteine. Sobald in der Kabine Menschen schwitzen, steigt die Luftfeuchtigkeit, deshalb ist eine gute Lüftung wichtig, um die Luftfeuchte möglichst konstant zu halten (siehe auch Übersichtskarte auf S. 24).

Aufgüsse

Für einen zusätzlichen kräftigen Hitzereiz wird von Zeit zu Zeit Wasser auf die Ofensteine gegossen, also ein Aufguss vorgenommen. Die Empfehlung lautet, 10–15 ml/m³ Saunaraum zu verwenden.

Wenn Geübte mehr verwenden, mag das ihnen überlassen bleiben, aber Anfänger sollten es nicht übertreiben. Der Wasserdampf bildet sofort einen Niederschlag auf der Haut, denn die Haut ist kühler. Dabei entsteht (umgekehrt zur Verdunstung) Kondensationswärme, zuerst auf den oberen Bänken.

Dieser intensive Wärmereiz lässt sich noch steigern, indem man z. B. mit einem Tuch durch die Luft wedelt – die Aufgabe des Saunameisters. Der Luftzug entfernt die Dampfschicht direkt auf der Haut, die isolierend wirkt. In Finnland wird dies durch Quästen erreicht: Die Saunierenden wedeln mit Birkenlaub-Büscheln über die Haut, sodass die Aufgusshitze besser Zutritt bekommt. In öffentlichen Saunen ist das bei uns unüblich, denn es bleibt nicht aus, dass Schweißtröpfchen fliegen. Was aber gerne übernommen wurde, ist der angenehme Geruchsreiz: Birkenblätter enthalten ätherisches Öl, das für den typischen Saunaduft sorgt. Man kann aber auch andere ätherische Öle ins Aufgusswasser geben.

Die Aufgusszeit wird bei gut geführten Saunen an der Kabine außen angeschrieben. Es ist wegen des intensiven Hitzereizes sinnvoll, den Aufguss am Ende des Saunaganges mit zu erleben und danach dann zur Abkühlung zu schreiten. Man kann sich also mit dem Betreten der heißen Kabine nach der angeschriebenen Aufguss-Zeit richten, wenn Sie 10 Minuten saunieren wollen, gehen Sie ca. 7–8 Minuten vorher hinein.

Salz- und Honig-Aufguss

Derzeit sind Salz- und Honig-„Aufgüsse" in Mode. Weder Salz noch Honig werden aufgegossen, sondern nach einem ersten Saunagang auf die Haut aufgetragen. Das Vorgehen ist auf S. 111-112 beschrieben.

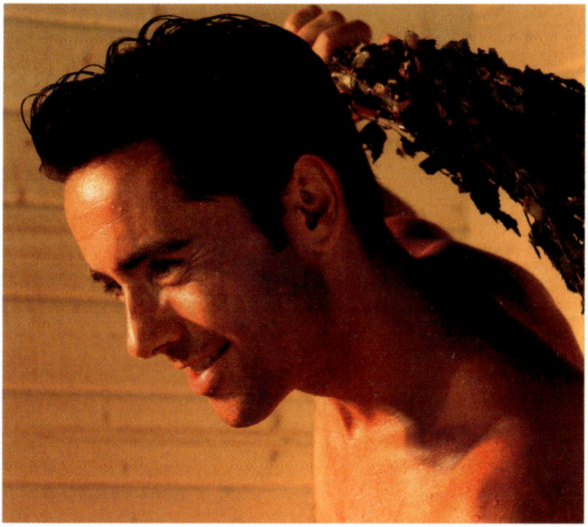

▲ Quästen macht Aufgüsse noch „heißer".

Wenn die Nase mit sauniert

Geruchsreize und Gefühle sind im Gehirn sehr eng miteinander verschaltet. Das macht man sich in der Sauna zunutze: mit den intensiv riechenden ätherischen Ölen im Aufguss kann man die Wirkung der Sauna auf Nerven und Psyche sehr angenehm unterstützen. Die Auswahl ist groß. Ätherische Öle sind kostbar. Auch wegen ihrer intensiven Wirkung müssen sie immer verdünnt werden.

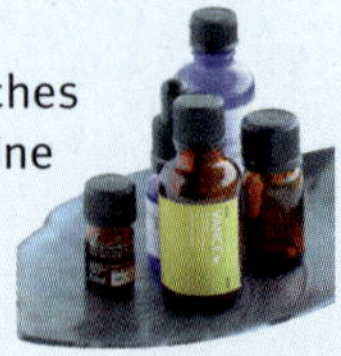

Wichtig: Niemals ätherisches Öl unverdünnt auf die Steine gießen, es kann sich entzünden!

- Öle aus Zitruspflanzen (Neroli-Öl aus Bitterorangen, Bergamotte, Zitronen und Orangen) hellen die Stimmung auf, aktivieren, lindern Nervosität, steigern die Konzentration.
- Zur Vertiefung der Atmung, Abwehrsteigerung und bei beginnenden (!) Infekten haben sich Eukalyptus-, Cajeput-, Fichten- und Kiefernnadelöl bewährt.
- Entkrampfend und bei Muskelschmerzen lindernd wirken Myrten-, Eukalyptus- und Zitronenöl.
- Schlafstörungen werden durch Zedernholz- und Mandarinenöl gebessert.
- Vorsicht vor Zedernholz- und dem billigeren Koniferenöl in der Schwangerschaft, da sie Wehen auslösen können.

Geben Sie für den ersten Aufguss 3 Tropfen in das Aufgusswasser. Pro Kubikmeter Rauminhalt in der Kabine nimmt man 10–15 ml Wasser. Beim zweiten Gang können Sie auf 4, beim dritten Gang auf 5 Tropfen steigern, mehr ist weder notwendig noch nützlich.

Verwenden Sie nur Aromaöle guter Qualität. Verwendet werden in der Regel reine, mit anderen Fetten „verlängerte“ ätherische Öle (reine ätherische Öle wären unbezahlbar). Billige Trägeröle können ungünstige Beimengungen enthalten, die Sie mit einatmen würden.

Verwenden Sie bitte niemals Alkohol für den Aufguss. Der Alkohol wird mit eingeatmet und stört die körpereigene Regulation empfindlich.

Der Wasserbottich für den Aufguss braucht Pflege: Nach der Sauna entleeren und gut trocknen lassen, damit sich keine Keime ansiedeln.

Bei einigen Saunakabinen sind die Steine nicht offen sichtbar, sondern unter den Bänken angeordnet. Ein Aufguss ist trotzdem möglich: Über eine Öffnung wird die Flüssigkeit über ein Rohr direkt auf die Steine geleitet.

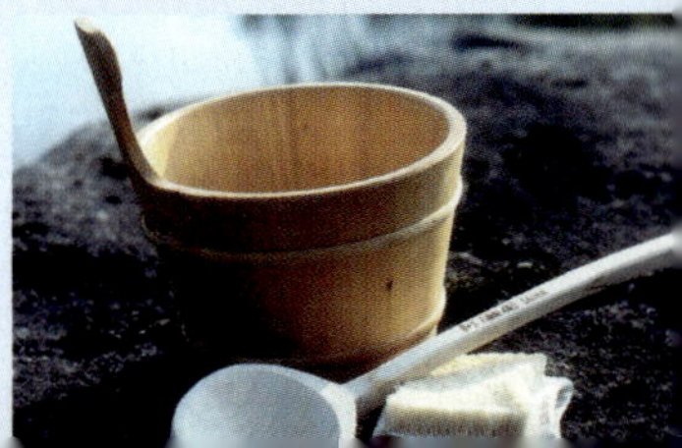

Strahlungswärme

Der Körper erwärmt sich nicht nur über die heiße Luft, sondern auch durch Strahlungswärme von Ofen, Wänden, Bänken und Decke. Dazu muss die Sauna mindestens eineinhalb Stunden vorgeheizt werden. Holz hat einen guten Strahlungswert und kann Wasserdampf aufnehmen, sodass es das Raumklima gut reguliert. Weichholz hat eine geringe Wärmeleitzahl, sodass Sie sich trotz der hohen Temperaturen nicht daran verbrennen, wenn Sie auch noch das Liegetuch unter dem Körper ausbreiten (siehe Tabelle S. 24).

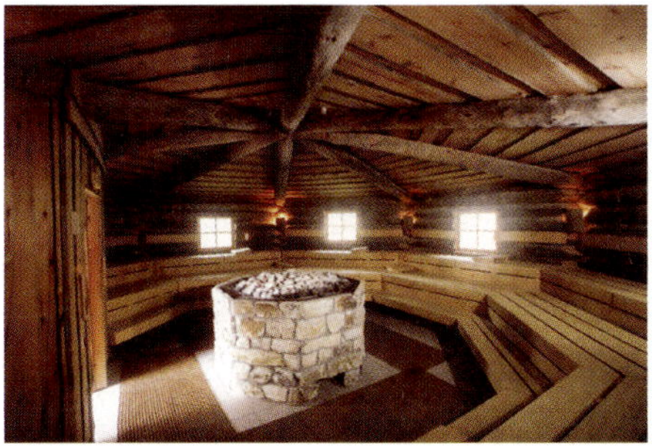

▲ Holz ist nicht nur urgemütlich, sondern sorgt auch dafür, dass man auf den heißen Bänken Platz nehmen kann.

Der Ofen, meist elektrisch beheizt, enthält spezielle Wärmespeichersteine (Peridotit, Granit, Diorit), die für den Aufguss heiß genug sein müssen. Zu heiß darf der Ofen aber auch nicht werden, weil die Kabine relativ klein ist und einige Saunierende nah am Ofen sitzen müssen. Auch ein genügend hoher Luftwechsel (in der Privatsauna 6- bis 8-mal pro Stunde, in der öffentlichen Sauna 10- bis 20-mal pro Stunde) ist für das Saunaklima wichtig.

Etwas Interessantes noch am Rande: Heiße Luft wird dünner; somit ist die Luft auch sauerstoffärmer. Der Sauerstoffgehalt entspricht etwa dem in 2500 m Höhe. Dennoch ergeben sich keine Probleme daraus, denn der Sauerstoffbedarf sinkt eher ab, weil Sie ruhig liegen oder sitzen. Allzu lebhaftes Plaudern oder Gymnastikübungen sollten Sie vermeiden.

So viel Theorie erst einmal zu den technischen Aspekten der Hitze. Und nun kommt der von Anfängern noch mehr gefürchtete Teil: die Kälte.

Das ABC des Schwitzens

Übersicht: günstige Bedingungen beim Saunieren

Aufwärmphase		
Lufttemperatur	40 °C (Fußboden) bis 100 °C (Decke)	
Sauerstoffgehalt	bei 80 °C wie in 2000 m, bei 100 °C wie in 2500 m Höhe	
Temperatur der Flächen	Decke 95–100 °C, Wände 60–95 °C, Saunaofen seitlich um 100 °C	
Temperatur auf den Stufen (Lattenhöhe)	oberste Bank ca. 80 °C mittlere Bank 65–70 °C	
absolute Feuchte	10–30 g/m^3, Aufguss 10–15 ml Wasser pro m^3 Rauminhalt der Sauna	
Luftbewegung	10–12 (Decke bis 29) cm/Sekunde. Beim Aufguss durch Wedeln gesteigert	
Abkühlphase		
	Luftbad im Freien	**Abkühlraum**
Lufttemperatur	variiert nach Jahreszeit und Wetter	18–20 °C
Luftfeuchte	Winter im Mittel 4–5 g/m^3, Sommer 8–10 g/m^3	10–12 g/m^3 (wegen der Wasserflächen)
Luftbewegung	Wind spürbar ab 50 cm/s	keine Luftbewegung
Wassertemperaturen		für Guss, Tauchbecken: Leitungswassertemperatur, für Fußbad 39–40 °C

Der Kältereiz – richtig abkühlen

Um eine Abkühlung in einem vernünftigen Zeitraum zu erreichen, ist Wasser ideal, denn es leitet Wärme 25-mal besser als Luft vom Körper weg. Deshalb wählt man für die Abkühlung in der Regel Wasseranwendungen. Aber nicht sofort.

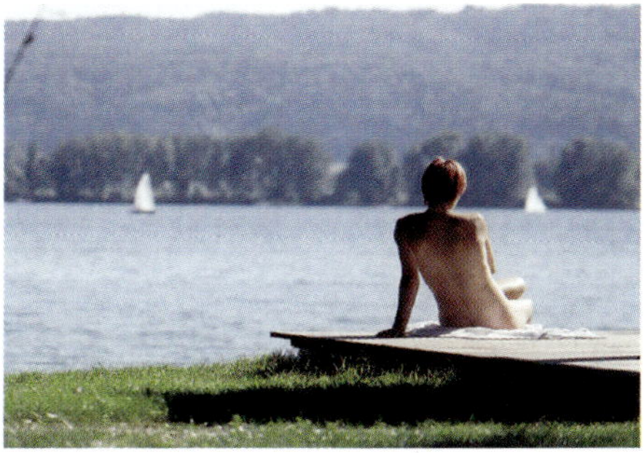

▲ Natur pur – Abkühlen am Bodensee.

Als Erstes an die frische Luft

Wenn Sie die Saunakabine richtig erhitzt verlassen, sehnen Sie sich nach einer Abkühlung, sonst stimmt irgendetwas nicht. Als Erstes empfiehlt sich das Luftbad. Hier können die Atemwege rasch abkühlen. Weil in den Atemwegen die Atemluft bei jedem Atemzug hin- und herbewegt wird, geht das rascher als die Abkühlung der Haut. An der frischen Luft bringen Sie außerdem Ihre Sauerstoffversorgung wieder auf Normalwerte. Wichtig ist es, sich zu bewegen. Auf Stehenbleiben ist Ihr Kreislauf noch nicht eingerichtet, das Blut sackt rasch in die Beine. Meiden Sie zum Luftbad den Vorreinigungsraum. Er ist warm, und wegen der Duschen ist die Luftfeuchtigkeit hoch. Beides behindert das Abstrahlen der Wärme. Am besten ist das Luftbad im Freien, auch im Winter. Vor neugierigen Blicken von Außenstehenden sind Sie dort in einer gut geführten Sauna geschützt.

Als Nächstes kaltes Wasser

Bevor Sie zu frösteln beginnen, kühlen Sie sich mit Wasser ab. Bitte nicht sofort ins Tauchbecken, sondern erst den Schweiß abspülen. Die große Hemmschwelle vor dem eiskalten Guss überwindet man am besten mit dem Gießschlauch: Gießen Sie erstmal Füße, Waden, Oberschenkel, Fingerspitzen und Arme ab, bevor Sie sich kälteempfindlicheren Bereichen widmen. Beginnen Sie am besten am rechten Bein/Arm außen, dann innen. Anfangs können Sie anschließend den übrigen Körper vielleicht mit etwas wärmerem Wasser abgießen. Ebenso wie das Schwitzen übt sich auch das Abkühlen. Später nehmen Sie dann ausschließlich kaltes Wasser. Sie werden sehen: Je kälter das Wasser, desto tiefer später die Entspannung.

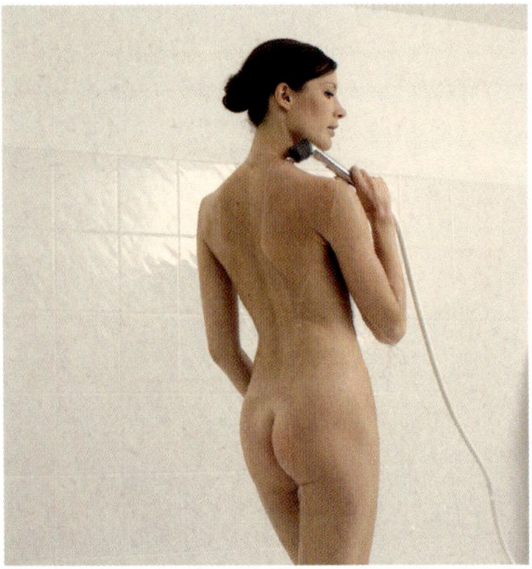

▲ Anfänger müssen sich nicht unbedingt ins Tauchbad stürzen – spülen Sie sich, wie im Text beschrieben, mit kaltem bzw. lauwarmen Wasser ab.

Tauchbad für Mutige

Wer schon mehr Übung hat und weder hohen Blutdruck hat noch schwanger ist, steigt noch ins Tauchbad. 10 Sekunden reichen. Beginnen Sie erst einmal damit, Hals und Gesicht zu benetzen. Weil es nur einen Meter tief ist, machen Sie einige Kniebeugen, um ganz einzutauchen. Wie lange Sie im Tauchbad bleiben (wenige Sekunden), sagt Ihnen am besten Ihr Gefühl und nicht Ihre Mitbadenden. Die haben möglicherweise mehr Übung, mehr Risikofreude, eine andere Konstitution oder einfach mehr Fülle um sich herum.

Warmes Fußbad zur Abkühlung!?

Sie haben sich an der Luft abgekühlt und intensiver mit Wasser. Durch die Abkühlung im Wasser ziehen sich reflexartig die Blutgefäße zusammen, um nicht unnötig Wärme zu verlieren. Damit schließen sie aber die Wärme im Körper ein. Ein kleiner Trick: Durch ein warmes, knöchelhohes Fußbad wird diese reflexhafte Gefäßengstellung wieder gelockert, und die Abkühlung kann weiter gehen – vorausgesetzt das Bad ist wirklich nur knöchelhoch. Es ist etwa 40 °C warm und sehr angenehm.

TIPP

Gehen Sie zur Abkühlung nicht ins Schwimmbad

Befindet sich die Sauna in einer größeren Badeeinrichtung, lockt auch das Schwimmbad. Das ist vor allem für Anfänger, aber eher nicht im Sinn der Sauna, vor allem, wenn das Schwimmbadwasser nicht kalt ist. Ein kurzer, sehr kalter Reiz ist gesünder als ein längerer, eher lahmer Reiz. Zudem ist es für den Kreislauf schlecht, zwischen den Saunagängen zu schwimmen. Die Sauna regt die Hautdurchblutung an, sodass viel Blut in der Haut steckt. Beim Schwimmen brauchen aber auch die Muskeln viel Blut.

Die Luft über dem Schwimmbecken ist feucht, die Atemwege kühlen aus diesem Grund schlechter aus. In einem zu warmen Schwimmbecken kann es deshalb sogar zum Kreislaufkollaps kommen.

Wasser aus allen Richtungen...

Zur Abkühlung gibt es in den meisten Saunaeinrichtungen unterschiedliche Duschen.

Der unscheinbar aussehende **Kneipp-Schlauch** ist ¾ Zoll stark und für fast drucklose, so genannte Flachgüsse konzipiert. Nicht der Wasserdruck wirkt hier, sondern die Wärmeableitung über das bewegte Wasser. Sie klappt am besten, wenn das abgegossene Körperteil ganz vom Wasser ummantelt wird. Besonders geeignet ist er für den Abguss von Beinen und Armen.

Die **Schwallbrause** bringt größere Wassermengen, meist von ganz oben. Sie lässt sich etwas schwieriger gezielt auf Körperpartien richten, nimmt aber rasch viel Wärme mit und sorgt für eine gute Abkühlung.

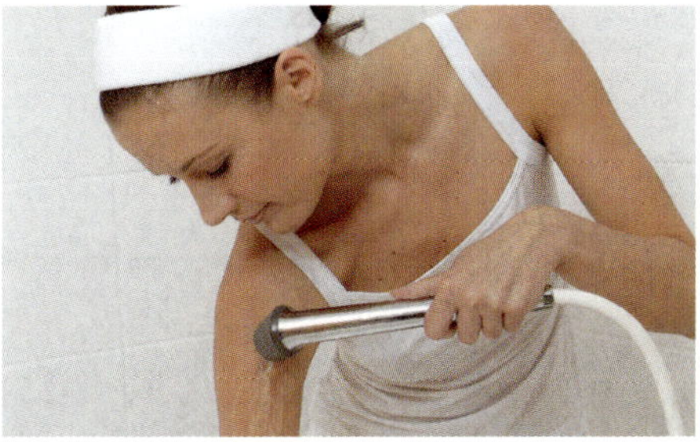

▲ Zum Abspülen der Arme und Beine ist ein Kneipp-Schlauch sehr nützlich.

Mit einer **Eckbrause**, die Sie von verschiedenen Seiten und Höhen aus benetzt, können Sie am sanftesten umgehen. Bitte brausen Sie sich aber nicht lauwarm ab, auch nicht beim ersten Mal. Sie bringen sich um einen großen Teil des Saunaeffektes und belasten Ihren Kreislauf, weil die Haut keinen eindeutigen Wärme- oder Kältereiz bekommt.

Auf **Brausen mit starkem Wasserdruck** sollten Sie verzichten. Eine weitere Reizsorte (Druck) kann die Regulation und Reizbeantwortung Ihres Körpers überfordern. Bleiben Sie beim Heiß- und Kaltreiz, das ist ein klarer Regulationsanreiz, auf den ihr Körper mit im nächsten Kapitel beschriebenen Anpassungsleistungen reagieren wird.

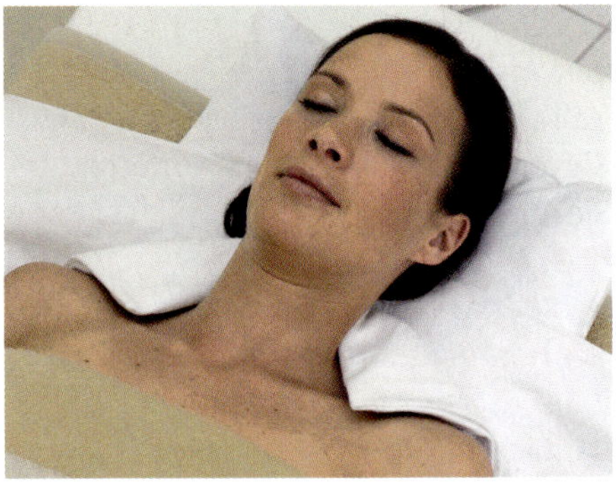

▲ Auf intensive Reize folgt Entspannung.

Nach der Abkühlung, die länger dauern sollte als das Aufwärmen (mit 12–20 Minuten das Doppelte), ist Ruhe nicht unbedingt notwendig. Sie können den nächsten Saunagang anschließen. Zur kompletten Sauna gehören zwei oder drei Gänge mit Aufwärmen und Abkühlen (siehe auch Seite 31–32).

Wie oft in die Sauna?

Sauniert man täglich, reicht in der Regel ein Gang aus. Suchen Sie die Sauna einmal wöchentlich auf, sind drei Gänge ideal. Kommen Sie zweimal pro Woche zu Ihrem Spaß, sind zwei Gänge empfehlenswert. Widerstehen Sie der Versuchung, möglichst viel für Ihr Geld mitzunehmen. Ruhen Sie lieber länger aus, als einen Gang zu lange oder zu viel zu machen. Übertreibungen führen zu Kopfschmerzen, Aufgedrehtheit oder Gereiztheit, Schlafstörungen oder sogar direkt in eine Erkältung, weil die Blutgefäße einfach nicht mehr auf mehr Kälte reagieren wollten. Welche Fehler Sie noch vermeiden sollten, erfahren Sie auf Seite 53–54.

Nach den Saunagängen und der letzten Abkühlung ist es oft paradiesisch, eine Nachruhe einzuhalten. Diese wohlige Entspannung bezeichnen Fachleute als „vegetative Nachschwankung". Auf einen intensiven Reiz folgt eine intensive Erholung. Jetzt – mit wunderbar entspannten Muskeln – hat man auch besonders viel von einer Massage.

Wie viel Flüssigkeit Sie verloren haben, zeigt Ihnen eine Waage. Anfangs ist es, vor allem bei Frauen, nicht so viel, mit zunehmender Saunaübung schwitzen Sie immer mehr (500–1500 ml). Darauf kommt es aber nicht an. Austrocknen soll man durch Sauna nicht. Deshalb ist es gut, am Saunatag schon im Voraus etwas mehr als üblich zu trinken. Wenn Sie Durst bekommen, sollten Sie auch zwischen den Saunagängen trinken. Die Entschlackung ist dadurch nicht gefährdet.

TIPP

Richtig saunieren

Wichtig für alle Saunawirkungen ist die kunstgerechte Anwendung:

- zwei- bis dreimaliger Wechsel hoher, aber zeitlich auf 8–12 (max. 15) Minuten begrenzter Wärme,
- mit anschließender richtiger Wiederabkühlung über 12–20 Minuten, unterstützt durch mehrere Fußwärmbäder.

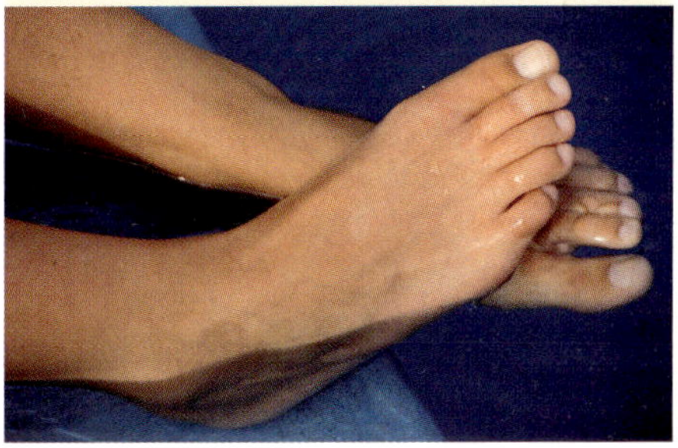

Das ABC des Schwitzens

Die Textilfrage

Schade, manche Menschen hält nur die Kleiderordnung davon ab, die Sauna am eigenen Körper zu testen. Perfekte Körper sieht man in der Sauna genauso oft und so selten wie im wirklichen Leben. Stehen Sie selbstbewusst zu sich und Ihren Formen. Sie werden sehen, andere tun es auch. Öffentliche Saunen bieten immer auch Zeiten für getrenntgeschlechtliches Saunieren an, wem das lieber ist.

Das Saunatuch für die Kabine ist länger und schmaler als ein Duschtuch, damit es auf die Bank passt. Idealerweise hat es zwei unterschiedliche Seiten. Die eine ist immer Ihrem Körper, die andere der Holzbank zugewandt. Zum Abtrocknen nehmen Sie andere Handtücher, damit das Saunatuch nicht unnötig Feuchtigkeit in die Kabine mitbringt.

Kinder dürfen saunieren, genieren sich aber manchmal. Bitte respektieren Sie das unbedingt. Entweder saunieren Sie nur innerhalb der Familie oder Sie lassen das Kind ein leichtes, luftiges Baumwollhöschen tragen. Sie sollten aber bedenken, dass sie dann eher die Wärme staut und der Aufenthalt nicht zu lang wird.

Dürfen Badesandalen auch mit in die Kabine? Da Sie außer beim Hochsteigen Ihr Tuch unter den Füßen haben, brauchen Sie sie nicht unbedingt. Fühlen Sie sich „mit“ wohler, sollten die Mit-Saunierenden auch nichts dagegen haben. Dass Kleber oder Kunststoff in die Luft übertreten, ist höchstens bei billigem Schuhwerk der Fall. Aber gepflegt sollten die Sandalen sein.

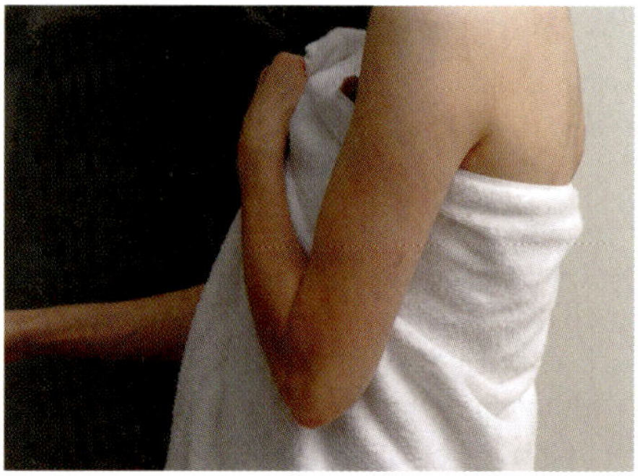

▲ Es bleibt jedem selbst überlassen, ob er im Saunabereich nackt herumläuft oder sich mit Handtuch oder Bademantel bedeckt.

Der Sauna-Ablauf im Überblick

Ausziehen

Beim Auskleiden sollten Sie am besten auch Schmuck, Uhr und Brille ablegen – denn Metall wird höllisch heiß! – und im Schließfach für Wertsachen verstauen. Von Kontaktlinsen raten augenärztliche Experten eher ab (siehe S. 51). Viele Saunen bieten eigene Brillenfächer vor der Kabine an.

Vorher duschen

Sie duschen sich gründlich, aus hygienischen Gründen und weil der immer vorhandene Fettfilm und Kosmetikrückstände die Schweißabgabe und damit die tiefe Reinigung verzögern. Trocknen Sie sich anschließend gut mit dem Handtuch (nicht mit dem Saunatuch) ab. Wenn Sie mit feuchter Haut in die Saunakabine gehen, verzögert sich das Schwitzen. Achten Sie auf die Aufgusszeiten, die meist außen an der Saunakabine angeschrieben sind, damit Sie den Aufguss eher am Ende Ihres Saunaganges erwischen und nicht gleich zu Anfang.

Die Sauna betreten

Nun geht es in die Kabine. Sie nehmen nur Ihr Saunatuch mit. Badesandalen werden nicht immer geschätzt – stehen sie in Reih und Glied vor der Kabine, sollten Sie Ihre dazu stellen. Bewegen Sie sich ungezwungen in Ihrem naturgegebenen Outfit. Anstarren der Mitsaunierenden verbietet sich richtigen Saunafans, deshalb braucht man sich davor nicht zu fürchten.

Wo hinsetzen?

Suchen Sie sich für den Anfang am besten auf der mittleren Bank einen Platz. Falls die Saunakabine nicht zu voll ist, sollten Sie sich am besten hinlegen – auf den Rücken oder auf den Bauch – wie Sie mögen. Sie breiten Ihr Tuch so weit aus, dass der Körper nirgends (auch nicht an den Füßen) das Holz direkt berührt. Ist die Sauna zu voll, setzen Sie sich mit angezogenen Füßen auf die Bank. Die Hitze ist für Anfänger besonders gut zu verkraften, wenn sie sich nicht in Gespräche verwickeln, die in der Sauna generell nicht empfehlenswert sind.

Das ABC des Schwitzens

Wie lange bleiben?

Anfangs bleiben Sie 8–10 Minuten in der Saunakabine, später können Sie bis zu 15 Minuten ausdehnen. Richtschnur ist das persönliche Gefühl. Rekordversuche ohne Übung führen direkt in missliche Folgen. Zu zaghaftes Vorgehen – Sitzen auf der untersten, zu kühlen Bank – bringt sie um den Effekt und um den Eindruck, was die Sauna bewirken kann. Für den Anfang heißt es: Lieber kürzer und dafür richtig heiß saunieren.

Vor Verlassen der Saunakabine

Wenn Sie liegen, sollten Sie sich 2–3 Minuten vor Verlassen der Kabine mit angezogenen Beinen aufsetzen, um den Kreislauf vorzubereiten. Wer zu niedrigem Blutdruck neigt, hebt die Füße etwas und kreist im Fußgelenk, damit versacktes Blut in den Kreislauf zurück gelangt. Dadurch bereiten Sie den Kreislauf auf das Stehen vor.

Wie abkühlen?

Ist die Schwitzphase beendet, gehen Sie ruhig, ohne Hektik hinaus. Saunatüren öffnen sich immer nach außen. Zur Abkühlung gehen Sie an der Luft umher, bis der Kreislauf wieder in normaler Form ist. Noch bevor Sie zu frösteln beginnen, wagen Sie sich an die Abkühlung mit Wasser wie auf S. 25–28 beschrieben. Vergessen Sie nicht das warme Fußbad. Ins Tauchbecken wagen sich nur wenige Anfänger. Bitte immer den Körper abspülen, bevor Sie ins Tauchbad gehen.

Nachruhen

Ein wenig Ruhe, um dem wunderbaren Gefühl der Wiedererwärmung nachzuspüren, können Sie sich gern schon einmal gönnen, aber Sie können auch direkt wieder in die Saunakabine, sobald Sie ausreichend abgekühlt sind. Im Anschluss an den letzten Saunagang empfiehlt sich eine Nachruhe von 30 Minuten oder länger.

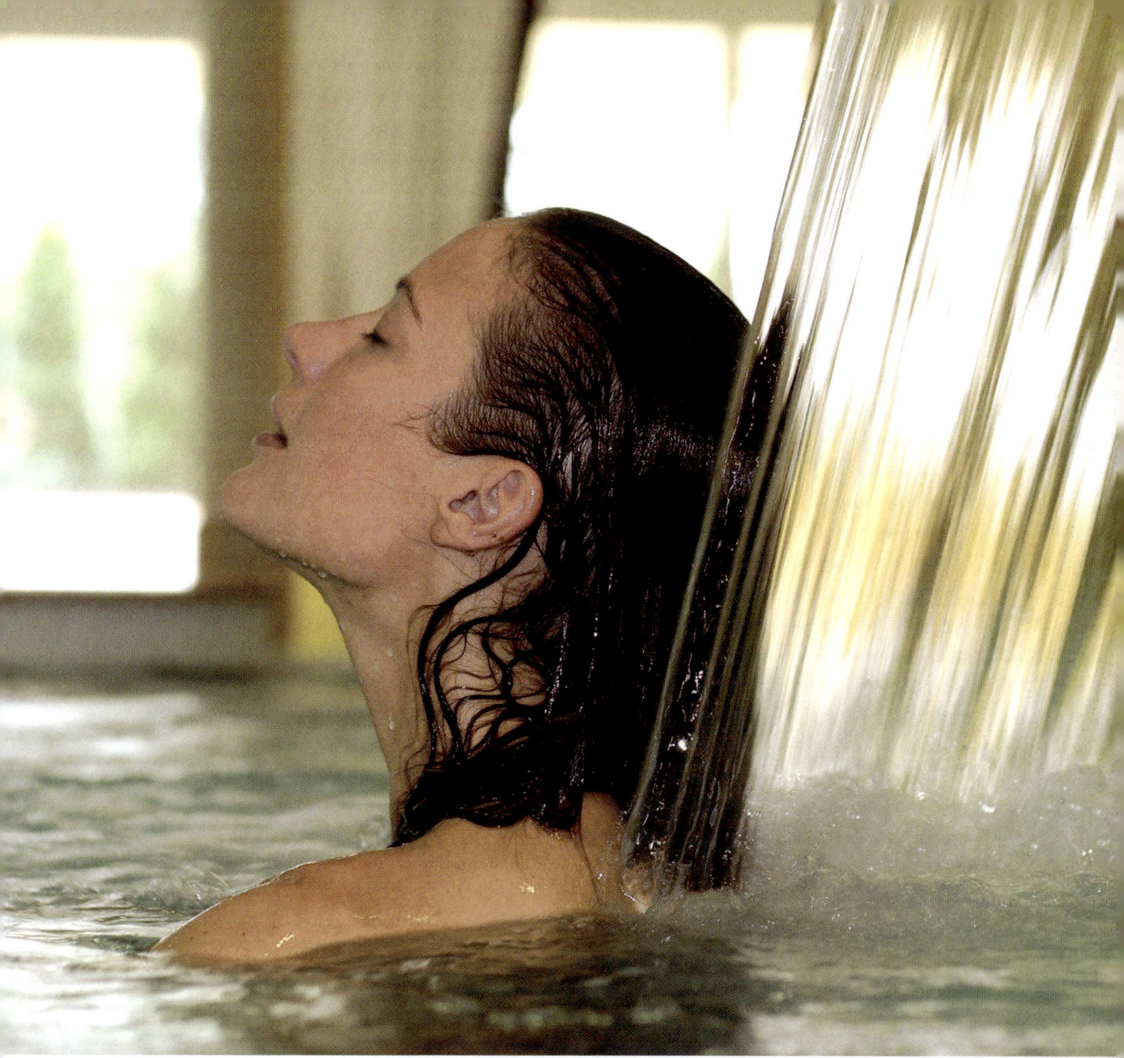

Die Abläufe im Körper

Welche Veränderungen lösen die Saunareize im Körper aus? Wie können Sie das unterstützen, und was behindert die erwünschten Wirkungen eher?

Wärme- und Wasserhaushalt

Der Mensch muss im Körperkern eine gleichbleibende Temperatur aufrechterhalten. Die Temperatur an Armen und Beinen kann dagegen um 5°C, die der Haut sogar um 10°C schwanken. Das wichtigste Organ für die Temperaturregulation ist die Haut. Stellen sich die Blutgefäße in der Haut eng, bleibt Wärme im Körperkern; die Haut wird blass und kühl. Muss dagegen Wärme nach außen, dann stellen sich die Blutgefäße weit – in erster Linie die Venen – und strahlen wie ein Heizkörper Wärme ab. Die vermehrte Hautdurchblutung versorgt dabei gleichzeitig die wichtigsten Elemente der Temperaturkontrolle: die Schweißdrüsen. Sie geben an die Hautoberfläche Flüssigkeit ab. Die Verdunstung nimmt Wärme mit, die Haut kühlt ab.

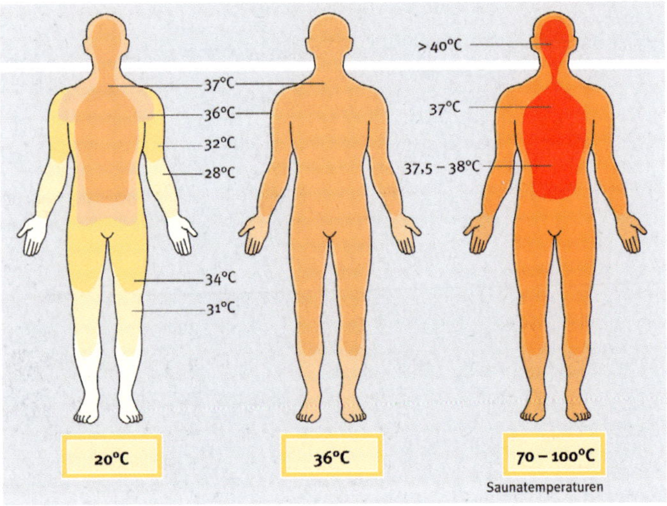

▲ Änderung der Temperaturzonen im Körper bei unterschiedlichen Außentemperaturen (nach Aschoff und Wever). Die Temperatur im Körperkern bleibt lange konstant.

INFO

Die Trainingseffekte für den Körper

Die **heiße Saunaphase** bewirkt

- eine Anregung der Transpiration (Schweißbildung),
- eine intensive Steigerung der Hauttemperatur,
- einen leichten Anstieg der Körperkerntemperatur, dadurch
- eine Steigerung der Zellfunktionen.

Die **Abkühlphase**

- bringt die Körperkerntemperatur wieder auf Normalwerte.
- Sie trainiert das Zusammenziehen der Blutgefäße und
- bietet einen dosierten „Stress", der anschließend durch Entspannung aufgefangen wird. Dieser Stress lässt sich durch Anstieg von Stresshormonen (Noradrenalin) belegen.

Wichtig: Wenn Sie nur langsam, ohne weitere Unterstützung mit kaltem Wasser abkühlen, z.B. im Ruheraum, läuft die Blutgefäßregulation sehr verzögert ab, ihr fehlt das trainierende Element. Die Blutgefäße bleiben dann weit, Sie schwitzen möglicherweise nach. In diesem Zustand sind Sie viel anfälliger für eine Erkältung, als wenn Sie sich gut abkühlen!

Temperaturregulation über die Haut

Die Hauttemperatur beträgt bei Betreten der Saunakabine etwa 30–32 °C und steigt in 8–12 Minuten auf etwa 40–42 °C. Die Temperatur im Körperkern steigt bei Geübten anfangs um 0,07 °C pro Minute. Bleiben Sie länger in der Kabine, steigt sie ab einer Kerntemperatur von 38°C steiler an, um 0,4 °C bis zu einer Kerntemperatur von 39 ° C. Diese über den normalen Bereich hinausgehende Temperatur bezeichnet man als Hyperthermie. Sie regt die Zellfunktionen an. Durch die Abkühlung gelangt die Körpertemperatur wieder in den Normalbereich. Wie lange das dauert, hängt von der Art der Abkühlung ab.

Wo wenige Schweißdrüsen in der Haut liegen, kann sie brennen, beispielsweise über dem Schienbein oder am Naseneingang. Verreiben Sie etwas Feuchtigkeit, z.B. aus den Kniekehlen, dorthin. Wo viele Schweißdrüsen sitzen, bleibt die Haut kühler, z.B. am Hoden.

TIPP

Trockenbürsten

Hierfür nehmen Sie eine nicht zu harte Körperbürste, am besten mit Schlaufe und Stiel, um an den Rücken zu kommen. Geben Sie aus hygienischen Gründen Ihre Bürste nicht an andere weiter.
Bürsten Sie kräftig von körperfern zur Körpermitte hin. Sie beginnen an den Füßen in Richtung Hüfte, dann kommen die Arme von der Hand zur Schulter, immer erst an der rechten Extremität, dann an der linken. Am Rumpf bürsten Sie zum Herzen hin.

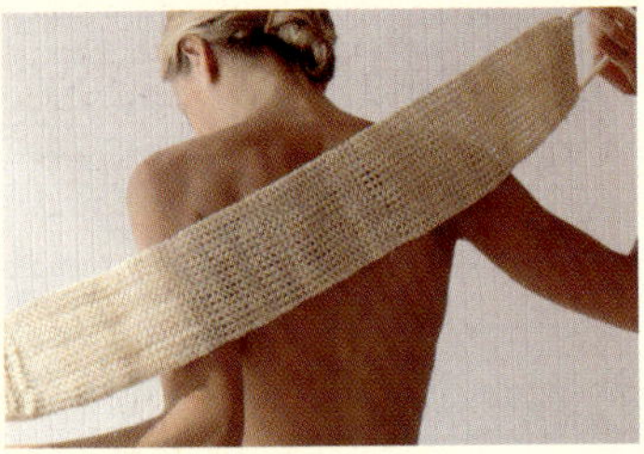

Es heißt immer wieder einmal, Saunieren gefährde die Zeugungsfähigkeit des Mannes, weil sich die Hoden überwärmen. Das ist nicht der Fall, wenn die Luft gut zirkuliert und zuviel Wärme aus diesem sensiblen Bereich ungestört abgegeben werden kann.

Gänsehaut trotz Hitze

Mancher beobachtet schon bald nach Betreten der Saunakabine Frösteln oder eine Gänsehaut. Auch beim Aufguss erschauern einige Saunierende. Das ist harmlos und beruht auf einer Verwechslung: In der Haut sind zehnmal mehr Kältefühler verteilt als Wärmesensoren. Durch einen starken Reiz wie auch Hitze können die Kältefühler aktiviert werden. Sie versuchen, unser inzwischen nicht mehr vorhandenes Fell aufzustellen, indem sie die Muskelzellen in den feinen Härchen der Haut in Aktion setzen.

Sauna ohne Schwitzen?

Nicht jeder schwitzt gleich schnell und viel. Wenn Sie nicht so leicht ins Schwitzen kommen, brauchen Sie Geduld. Auch das Schwitzen übt sich. Bleiben Sie nicht länger in der Sauna, bis endlich der Schweißausbruch kommt! Das belastet unnötig. Sie können das Schwitzen aber fördern, indem Sie die Haut vor Saunabeginn gründlich mit einer Bürste bearbeiten (trocken bürsten) und sich gut nach der Reinigungsdusche abtrocknen.

INFO

Gesundheitstipps

- Wer ständig an **kalten Händen und Füßen** leidet, sollte es mit regelmäßigem Saunieren probieren. Oft bessert sich die Anfälligkeit dadurch, wenn nur ein funktionelles Ungleichgewicht vorliegt.
- Manche Menschen neigen zu überschießenden Gefäßreaktionen, besonders an Fingern und Zehen. Sie werden schlagartig weiß, weil sich die Blutgefäße engstellen, beispielsweise beim **Raynaud-Syndrom**. Hier ist mit der Abkühlphase Vorsicht angebracht. Alle Schritte bitte genau einhalten!
- Bei **Schilddrüsenüberfunktion** verträgt man Wärme schlecht, die Betreffenden spazieren selbst im Winter im kurzen Hemd herum. Bei nicht behandelter Schilddrüsenüberfunktion ist Saunieren nicht ratsam, weil der Stoffwechsel ohnehin schon stark angeregt ist.
- Im **Alter** verträgt man oft Hitze nicht mehr so gut, weil die Schweißdrüsen ihre Funktion allmählich reduzieren. Ältere, die saunageübt sind, machen andere Erfahrungen. Bei ihnen bleibt das Schwitzen besser erhalten (siehe auch S. 59).
- **Übermäßiges Schwitzen (Hyperhidrose)** ist vielen peinlich, aber sehr weit verbreitet. In der Sauna macht es nichts aus, und bestenfalls reguliert es sich etwas herunter, denn auch hier liegt oft ein funktionelles Ungleichgewicht zugrunde.

Kann man einen Hitzschlag bekommen?

Ein Hitzschlag ist eine ernste gesundheitliche Gefährdung. Muss so etwas nicht auch in der Sauna befürchtet werden? Nein, denn der Hitzschlag beruht auf einem Wärmestau. Wärme staut sich, wenn der Temperaturausgleich verhindert wird. In der Sauna haben Sie alle Kleider abgelegt, sodass sich die Temperaturregulation frei entfalten kann. Daher ist es auch wichtig, das Handtuch nicht eng um sich zu schlingen, sondern es auszubreiten. Ein weiterer Grund für einen Hitzschlag ist die Austrocknung. Wer ausreichend trinkt, ist für die Sauna gut ausgerüstet. Für einen Hitzschlag muss Wärme in der Regel auch länger einwirken, als man vernünftigerweise in der Saunakabine sitzt.

Marmorierte Haut – was hat das zu bedeuten?

Manchmal erscheint die Haut in der Abkühlphase marmoriert – eine harmlose Reaktion. Die Blutgefäße stellen sich nicht alle gleichzeitig eng. Das wäre auch nicht sinnvoll. Noch stark durchblutete Stellen sind hellrot, andere blasser. Spätestens nach erneutem Aufsuchen der Wärme oder eine halbe Stunde nach der letzten Abkühlung verschwindet diese Zeichnung wieder.

Der Wasser- und Mineralienhaushalt

Beim aktiven Schwitzen werden pro Minute etwa 20–40 g Schweiß gebildet, davon verdunsten etwa 10 g pro Minute. Auch wenn man den Schweiß nicht sieht, arbeiten die Schweißdrüsen. Die Flüssigkeit sammelt sich dann (noch) nicht auf der Haut, sondern verdunstet sofort.

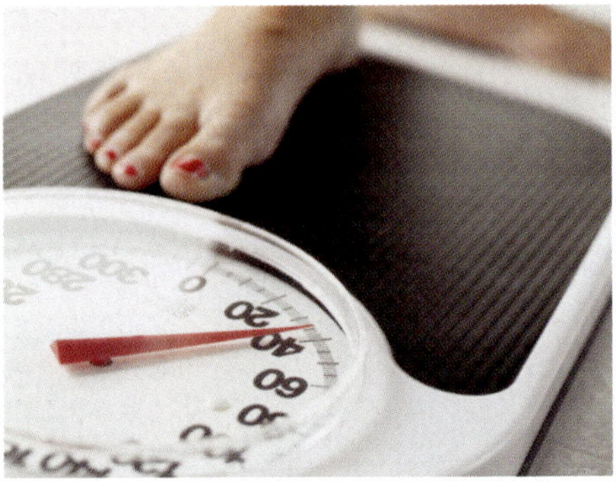

▲ Der Flüssigkeitsverlust durch das Saunieren ist auch auf der Waage erkennbar.

Nach drei Saunagängen haben Sie ein halbes bis eineinhalb Kilo Flüssigkeit (kein Fett!) verloren. Bei der durchschnittlichen Blutmenge von 5 Litern ist das ziemlich viel, zumal Blut ja nicht nur aus Flüssigkeit, sondern zu etwa 40% auch aus Zellen und Eiweißen besteht. Aber ein Teil der Flüssigkeit wird aus dem gut durchbluteten Gewebe mitgenommen. Sie zieht auch Salze und Abfallstoffe mit aus dem Gewebe, die ins Blut gelangen und ausgeschieden werden können – mit dem Schweiß, mehr noch aber über die Entgiftungsorgane Niere und Leber.

Schweiß besteht ca. zu 99% aus Wasser und zu 1% aus gelösten Anteilen. Die Ausscheidung giftiger Spurenelemente wie Blei, Cadmium und Nickel mit dem Schweiß ist ein günstiger Nebeneffekt des Schwitzens.

Wer schwitzt, verliert anfangs mehr Kochsalz. Meistens ist davon zu viel im Körper vorhanden, da unsere Nahrung eher zu viel Kochsalz enthält. 8g Salz binden einen Liter Wasser an sich; mit vermehrt ausgeschiedenem Salz kann belastendes Wasser ausgeschwemmt werden.

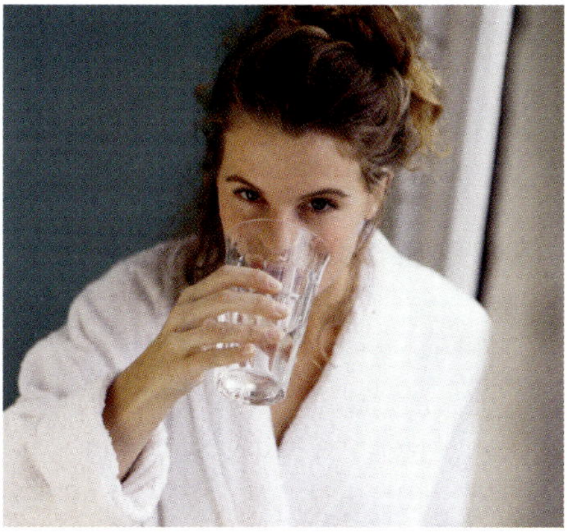

▲ Achten Sie darauf, dass Sie keinesfalls austrocknen!

TIPP

Apfelsaftschorle ist ideal

Um den Flüssigkeitsverlust auszugleichen und Mineralstoffe zu ersetzen, ist eine Apfelsaftschorle gut geeignet, die man sich aus einem Drittel Apfelsaft und zwei Dritteln Mineralwasser anmischen kann. Ein Elektrolytgetränk ist zu zuckerreich. Die enthaltenen Mineralstoffe werden in dieser hohen Menge nicht benötigt.

Ungeübte Schwitzende verlieren z.B. in einem heißen Sommer oder im ungewohnten Tropenurlaub zu viel Kochsalz, was zu Muskelschwäche führen kann. Regelmäßiges Saunieren reguliert den Kochsalzverlust, sodass Kochsalz, ebenso wie andere benötigte Mineralstoffe, u.a. Kalium und Magnesium, weniger stark verloren gehen.

Viel trinken!

Die Sauna soll Sie entschlacken, aber nicht austrocknen. Deshalb sollten Sie an Saunatagen bewusst über den Tag mehr trinken (am besten eine Flasche Mineralwasser extra). Gleichen Sie auch hinterher den Flüssigkeitsverlust aus –

aber nicht mit Alkoholika, die regen die Ausscheidung an und trocknen damit noch mehr aus. Ideale Getränke sind beispielsweise Wasser, Apfelsaftschorle oder andere stark verdünnte Fruchtsäfte. Bitte nicht durstig in die Sauna setzen! Kopfschmerzen nach der Sauna sind nicht selten ein Zeichen von Austrocknung. Einige Untersuchungen zeigten auch, dass man langsamer reagiert, wenn man zu sehr austrocknet. Also nichts übertreiben.

Machen Sie sich tropenfest

Regelmäßige Saunabesuche steigern Ihre Hitze- und „Tropentauglichkeit". Sie üben den Temperaturausgleich über das Schwitzen und die Regulierung des Salzverlustes. Bei ungewohnter Hitze gehen anfangs reichlich Mineralstoffe mit dem Schweiß verloren. Nach Training reduziert sich der Elektrolytverlust schnell, der Schweiß wird also „dünner".

Die harmonisierende Wirkung der Sauna

Eine ganz wesentliche Wirkung der Sauna besteht darin, die körpereigene Regelung zu unterstützen, zu verbessern und zu harmonisieren, in ein Gleichgewicht zu bringen. Sehr viele Befindensstörungen haben keine organisch nachweisbare Ursache, aber trotzdem sind sie vorhanden und trotzdem stören sie die Lebensqualität. Die Medizin nennt sie „funktionelle Störungen". Medikamente wirken hier, wenn überhaupt, nicht an der Ursache, sondern nur auf die Folgen. Vielfach versucht man, diese „Stress-Störungen" wie Verdauungsstörungen, Kopfschmerzen, Schlafstörungen, Unruhe usw. psychisch zu erklären, was nicht unbedingt abwegig ist. Oftmals ist es der direktere Weg, durch ein einfaches Verfahren wie die Sauna die innere Regulation anzuregen und damit zu ordnen.

Wechsel zwischen Anregung und Entspannung

Die Organe werden unabhängig vom Willen durch das autonome oder vegetative Nervensystem gesteuert. Diese Steuerung, bestehend aus einem Netz aus Nerven, Hormonen und Botenstoffen, sorgt für Leistung und Erholung. Die Leistung wird durch eine, die Erholung durch eine andere Abteilung des Nervensystems koordiniert: Sympathikus und Parasympathikus heißen diese beiden Gegenspieler, die in gegenseitiger Abstimmung die Atmung, den Herzschlag, die Herzkraft und die Organdurchblutung regeln.

Leistung und Erholung gleichzeitig geht nicht. Der Sympathikus ist zuständig für Leistung, Angriff und Verteidigung, der Parasympathikus für Ruhe, Regeneration, Aufbau und Neubildung. Beide müssen gleichermaßen zu ihrem Recht kommen. Bei ständigem Stress ist der Aktivitätsnerv Sympathikus „übersteuert“, für Regeneration bleibt zu wenig Platz. Überwiegt der Parasympathikus (z. B. in der Heilphase einer Krankheit), sind Sie müde und schlapp bis hin zum chronischen Müdigkeitssyndrom und Burnout-Syndrom.

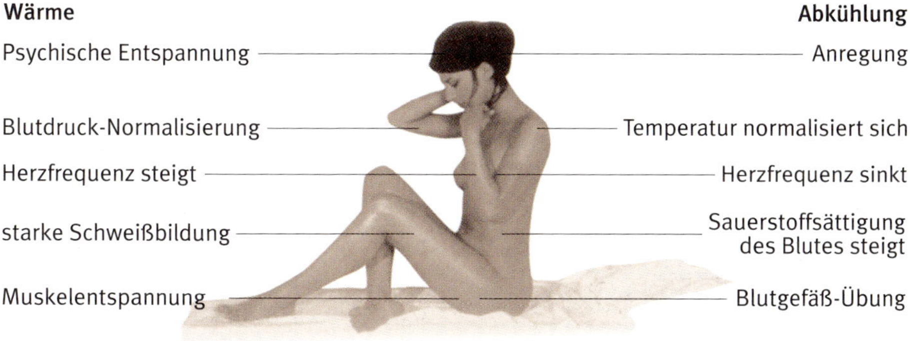

▲ Durch das Wechselspiel von Wärme und Abkühlung wird die körpereigene Steuerung trainiert und harmonisiert.

Die Abläufe im Körper

Wie das Pendel einer Uhr

Das Wechselspiel zwischen den beiden gegensätzlichen Partnern im Nervensystem kann man sich wie ein Pendel vorstellen. Die Sauna lenkt das Pendel kräftig aus, vor allem durch den Kaltreiz. Es lässt sich nachweisen, dass die Botenstoffe des Sympathikus wie Noradrenalin oder Kortisol durch Kälte kurzfristig vermehrt ausgeschüttet werden. Das Gefühl trügt Sie also nicht: Die Kälte ist ein Stressreiz. In der anschließenden Ruhe schwingt das Pendel dann in die andere Richtung, der Parasympathikus kommt zum Zug. Die Sauna trainiert eine Regulation hin zur natürlichen Mitte. Der Stressreiz sorgt aber auch durch Sympathikusanregung für Positives: Die Stimmung steigt, Schmerzen lassen nach.

Wirkungen auf Hormone

Die beiden wichtigsten Botenstoffe im Sympathikus sind Noradrenalin und Adrenalin. Vor allem Noradrenalin wird durch den Kaltreiz vermehrt ausgeschüttet. Zumindest bei Saunageübten wird ein Anstieg des Adrenalins nur bei Abkühlen mit Eiswasser beobachtet. Noradrenalin zieht die Arterien und Venen zusammen, erweitert die Herzkranzgefäße, steigert den Blutdruck und beschleunigt den Herzschlag. Noradrenalin wirkt sehr rasch.

Das langsamer wirkende Stresshormon Kortisol wird ebenfalls bei Saunageübten nur bei extremen Kaltreizen vermehrt ins Blut abgegeben. Auch das schmerzstillende Hormon Endorphin erscheint vermehrt im Blut. Die Hormone, die den Mineralienhaushalt im Gleichgewicht halten, werden aktiv.

Die hormonellen Veränderungen werden in der Ruhephase durch Gegenschwankung wieder ausgeglichen. Wenn Sie es allerdings übertreiben, also zu lange oder zu oft Reize setzen, dann kommt die Gegenregulation ins Ungleichgewicht. Schlafstörungen, Reizbarkeit und schlechte Laune statt Euphorie können das Ergebnis sein.

Auswirkungen auf Organe

Infekte mit Schnupfen und Husten werden als „Erkältungen“ bezeichnet. Tatsächlich spielt Kälte bei ihrer Entstehung eine Rolle, auch wenn sie letzten Endes von Viren, seltener Bakterien ausgelöst werden. Eine örtliche Unterkühlung kann ausreichen, dass Keime gegenüber dem Abwehrsystem die Oberhand gewinnen.

Daher hat sich als Hausmittel bei beginnender Erkältung schon immer ein heißes Fußbad bewährt. Noch besser: Sauna, die gleich noch die Abwehr fördert.

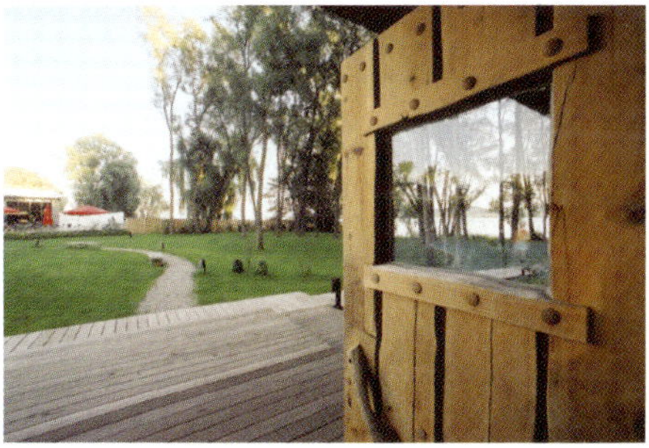

▲ Durch Saunieren gewöhnen Sie Ihren Körper an ein sehr rasches Reagieren auf Temperaturunterschiede, sodass er weniger anfällig gegenüber Kälte ist.

Das Immunsystem wird stabilisiert

Das Immunsystem wird auch ins Regulationstraining einbezogen. Die Hyperthermie steigert die Abwehr. Ständiger Stress stört die Immunreaktion, das Saunieren sorgt für Entspannung, ein weiterer Aspekt, warum sich das Immunsystem verbessert. Das lässt sich belegen: Eine Studie untersuchte, wie sich Saunieren bei 25 bisher saunaungeübten Personen auf die Infekthäufigkeit über sechs Monate auswirkte. Sie saunierten ein- bis zweimal die Woche. Im Vergleich zu einer ebenso großen Gruppe von Personen, die über sechs Monate keine speziellen Bade- oder Schwitzmaßnahmen vornahmen, blieb über die ersten drei Monate die Infekthäufigkeit noch gleich. Dann aber war die Saunagruppe klar im Vorteil: Nach dem ersten Vierteljahr ging die Infekthäufigkeit um mehr als die Hälfte zurück. Ein Beispiel für die Wirkung, aber auch dafür, dass sich Geduld lohnt!

Die Abläufe im Körper

> **ACHTUNG**
>
> **Bei Erkältung und Fieber nicht in die Sauna!**
>
> Damit Sauna funktioniert, muss die Regulation noch Spielraum haben. Bei akuten Krankheiten wie einer schon voll ausgebrochenen Erkältung mit Krankheitsgefühl und Fieber ist die Regulation schon maximal beansprucht. Ein Saunabesuch tut jetzt nicht gut oder schadet sogar. Bei akuten Infekten ist vom Saunieren strikt abzuraten. Ausnahme ist der ganz frühe Beginn eines Infektes, der sich durch intensive Wärmezufuhr noch stoppen lässt.

Ansteckungsgefahr?

Die hohen Temperaturen der Sauna, die geringe Luftfeuchtigkeit und der häufige Luftwechsel entziehen Keimen den Nährboden. Die Ansteckungsgefahr in der Saunakabine ist damit gering.

Fußpilz. Im Feuchtbereich können Sie sich jedoch Pilze einfangen; besonders anfällig sind hierfür Diabetiker. Fußduschen gegen Pilz sind keine ausreichende Lösung: Die Mittel wirken nicht lange genug ein. Besser ist es, sich sehr sorgfältig abzutrocknen, besonders zwischen den Zehen und in Hautfalten. Zur Vorbeugung nutzt es auf jeden Fall, im Feuchtbereich immer Badesandalen zu tragen, schon auch deshalb, um nicht unnötig über die Fußsohlen auszukühlen.

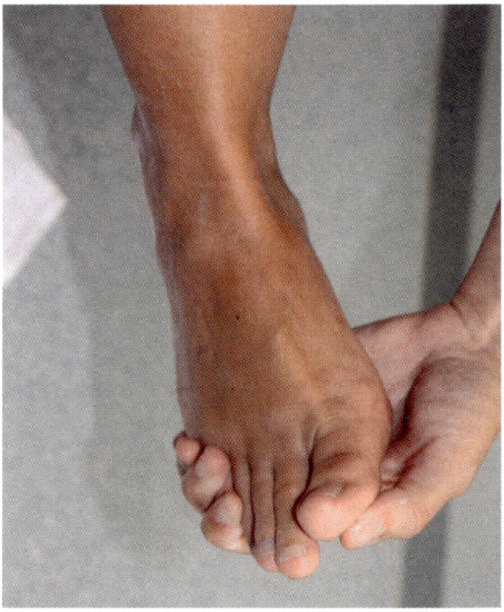

▲ Um Fußpilz vorzubeugen, sollten Sie vor dem Ankleiden Ihre Füße und insbesondere die Zehenzwischenräume sehr sorgfältig abtrocknen.

Scheidenpilz. Mit einer akuten Pilzinfektion der Haut oder der Scheide ist sich selbst und den Mitsaunierenden zuliebe der Saunabesuch nicht geeignet. Hitze aktiviert akute Infektionen noch und verstärkt die Beschwerden. Bei „chronischem" Scheidenpilz gibt es keine klaren Untersuchungen, ob eine Ansteckung der Mitsaunierenden in der heißen Saunakabine möglich ist. Die Temperaturen sind ab der mittleren Bank hoch genug, um Pilze zu töten. Hält man peinlich genau immer die gleiche Seite des Saunatuchs körperzugewandt, ist dennoch die Hygiene dort, wo die Saunatücher aufgehängt werden, nicht 100 % gewahrt.
Solange also Pilze in der Scheide vorhanden sind, die Beschwerden verursachen, sollte man eine öffentliche Sauna nicht besuchen. In der Regel wird eine Behandlung von einem bis drei Tagen die Pilze zum Verschwinden bringen. Die reine Neigung zu Genitalpilz ist kein Grund, die Sauna zu meiden. Der Frauenarzt gibt Auskunft, ob eine Infektionsgefahr aktuell zu befürchten ist oder nicht.

INFO

Whirlpools besser meiden

In manchen Saunalandschaften finden sich auch Whirlpools. Die von der Sauna aufgeweichte Haut und die nicht selten problematisch hohe Keimlast in Whirlpools sind eine ungünstige Kombination.

Wie reagiert das Herz?

Bei Erwachsenen schlägt das Herz zwischen 60- und 80-Mal pro Minute, bei sportlich Trainierten langsamer, bei Kindern schneller. Belastung erhöht den Puls. So eine Belastung kann schon allein die Angst vor Ungewohntem sein, wie das Eintreten in die heiße Kabine oder das Ersteigen der mittleren Bank. Die körperliche Belastung zu Saunabeginn hält aber nicht lange an, nach ca. 2 Minuten wird der Herzschlag wieder langsamer, steigt aber unter der Hitze nach ca. 5–6 Minuten erneut. Er kann sich gegenüber dem Ruhepuls verdoppeln oder noch schneller werden.

Die Abläufe im Körper

Die Blutmenge, die pro Herzschlag gepumpt wird, bleibt gegenüber Ruhe unverändert, aber die innerhalb einer Minute transportierte Menge nimmt wegen des beschleunigten Herzschlages um etwa 70% zu. Gleichzeitig nimmt aber der Widerstand, gegen den das Herz pumpt, um 40% ab, weil viel mehr Blutgefäße geöffnet werden. Die gesamte Herzarbeit und damit der Sauerstoffbedarf des Herzens nehmen nicht nennenswert zu.

All das gilt für das normale Herz und Menschen ohne Medikamente, die das Herz beeinflussen, und es gilt für Saunieren in Ruhe bei ca. 80°C Temperatur in Kopfhöhe und nicht zu feuchter Luft. Wenn Sie sich bewegen (angeregte Unterhaltung, Luftwedeln nach dem Aufguss), kommt Herzarbeit hinzu. Die könnte dann das Herz auch einmal überlasten; bitte verzichten Sie daher darauf. In der Abkühlphase hängt die Herzbelastung mit der Art der Abkühlung zusammen, sie bleibt beim empfohlenen Vorgehen ebenfalls im Rahmen.

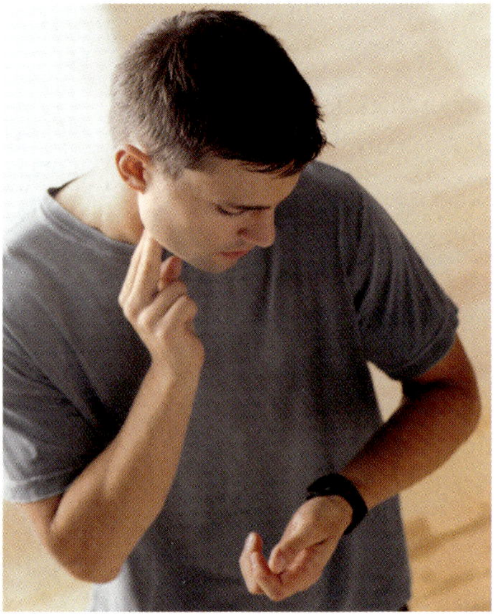

▲ Wenn Sie nach dem Sport saunieren, sollten Sie warten, bis der Puls auf deutlich unter 100 Schläge/min gesunken ist.

Damit der Herzmuskel gut mit Sauerstoff versorgt werden kann, muss die Pause zwischen jedem Herzschlag lang genug sein. Deswegen darf die Pulsrate, mit der Sie die Sauna betreten, nicht zu hoch sein, denn Sie müssen ja das Ansteigen mit einkalkulieren.

Atmung und Atemwege profitieren

Die Schleimhaut der oberen und unteren Atemwege (Nase, Rachen, Luftröhre, Bronchien) wird in der Saunahitze bestens durchblutet. Die Durchblutung wird bis zu siebenmal intensiver. Das unterstützt die Abwehr: Sekrete können sich lösen, die feinen Flimmerhärchen in den Bronchien können die Atemwege wieder besser reinigen. Immunzellen und von ihnen gebildete wichtige Abwehreiweiße gelangen vermehrt in die Schleimhaut, sodass die Abwehrkraft steigt. Besonders bei chronischen Atemwegsinfekten wie chronischer Bronchitis oder Sinusitis ist das sehr nützlich. Saunierende mit einer chronischen Bronchitis ließen in einer Untersuchung bessere Funktionswerte für die Atmung erkennen.

Was ist eine Saunalunge?

So wie es eine „Vogelzüchterlunge" gibt, wurde auch eine Art von Lungenentzündung als „Saunalunge" beschrieben. Das ist eine Art der Allergie auf sehr kleine Partikel – bei Vogelzüchterlunge auf Vogelfederpartikel, bei der

INFO

Wissenswertes für Raucher

Früher oder später erkrankt mindestens jeder zweite Raucher an einer chronischen Bronchitis. Zur Abwehrsteigerung sei Ihnen die Sauna besonders ans Herz gelegt. Sie sollten aber eins beachten: Nikotin greift in die Regulation der Blutgefäße ein. Während und nach dem Rauchen einer Zigarette können sich die Adern nicht ungestört weit stellen. Sauna und Rauchen wirken daher genau entgegengesetzt: Das eine übt die Eigenregulation, das andere blockiert sie. Raucher sollten daher 2 Stunden vor der Sauna bis 2 Stunden hinterher auf den Glimmstängel verzichten, um wirklich etwas davon zu haben.

Wer für den lobenswerten Nikotinentzug ein Nikotinpflaster benutzt: die Wirkung könnte während der Sauna gesteigert sein, Sie erhalten dann eine „Überdosis". Entfernen Sie das Pflaster lieber vorher.

Die Abläufe im Körper

Saunalunge eher auf Schimmelpilze, die im Aufgusskübel gedeihen, wenn man ihn nur nachlässig pflegt. Auf dem Boden der Saunakabine ist es für Schimmelpilze kühl genug. Der Saunakübel gehört regelmäßig geleert und ausgetrocknet. Keinesfalls lässt man ihn mit Wasser gefüllt in der Kabine stehen.

Schöne, gesündere Haut

Die Haut hat bei uns fast das ganze Jahr über keine idealen Bedingungen. Kleidungsschichten verhindern den direkten Kontakt mit Licht und Luft. In der Sauna bekommen Haut und Unterhaut luxuriös viel Blut zugeteilt. Die Wärme erweitert die Blutgefäße und öffnet zahllose Verbindungen zwischen den kleinsten Arterien und Venen. Das große Netz an Haargefäßen (Kapillaren), das die Zellen ernährt, öffnet sich sehr stark in der Hitze, die Haut wird exzellent durchblutet, rosig und straff. Nährstoffe können vermehrt herantransportiert, Abfallstoffe intensiver abgegeben werden.

Obwohl die Schweißdrüsen Flüssigkeit abgeben, wird die Haut besser durchfeuchtet. Der Stoffwechsel in der Haut steigert sich um das Zwei- bis Dreifache, und die Hauterneuerung wird intensiver. Abgestorbene Hautzellen werden nach der Hitze- und Wasseranwendung leichter abgestoßen, die Haut wirkt sofort glatter.

ACHTUNG

Vorsicht beim Sonnenbaden nach der Sauna

An der Hautoberfläche werden ständig abgestorbene Hautzellen abgeschilfert, denn die Hautzellen regenerieren sich unaufhörlich. Die abgestorbenen Hautzellen bilden mit der obersten, widerstandsfähigen Keratinschicht eine Barriere, auch vor zellschädigenden UV-Strahlen. In der durch Sauna erweichten oberen Hautschicht werden alte Zellen abgestoßen. Die Schutzschicht wird dünner. Wenn Sie sich nach der Sauna auf die Sonnenbank oder in die Sonne legen, sind Sie deshalb lichtempfindlicher. Bitte berücksichtigen Sie das bei der Dauer Ihres Sonnenbades.

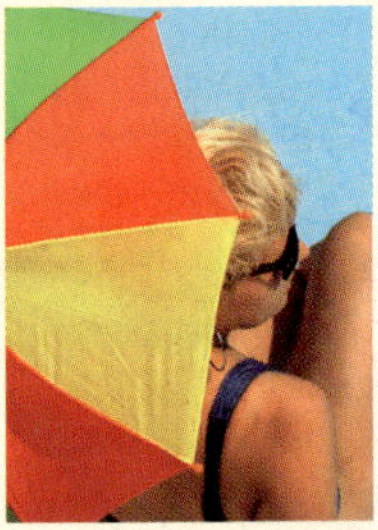

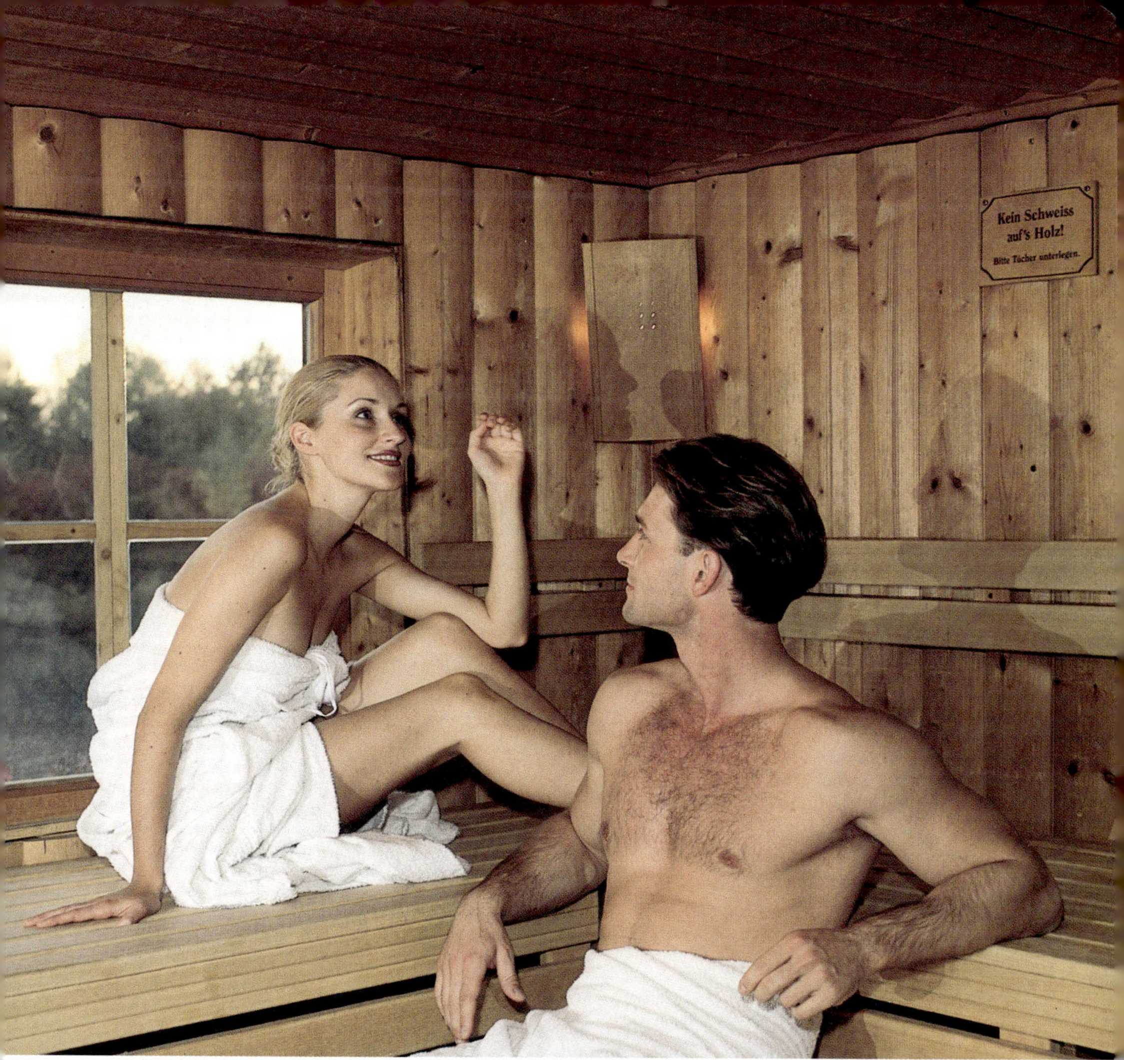

Sauna für alle

Damit die Sauna zum unbeschwerten Genuss wird, ist es wichtig, vor allem zu Anfang bei optimalen Saunabedingungen einzusteigen. Die körperliche Verfassung sollte nicht allzu weit vom normalen „Alltagszustand" weg sein und die Sauna-Einrichtung sollte möglichst alles bieten, was das Saunieren perfekt macht. Was gilt es zu beachten?

Tipps für Einsteiger

Als Anfänger ist man immer gut beraten, sich an Erfahrenen zu orientieren. In der Sauna werden Sie beobachten, dass einige Leute sich anders verhalten als hier beschrieben, oder Sie werden gut gemeinte Ratschläge zu hören bekommen, die von den hier gegebenen abweichen. Hören Sie bitte im Zweifelsfall immer auf Ihren Körper, denn er gibt Ihnen am kompetentesten Auskunft, ob Sie etwas vertragen oder nicht.

Besonders Männer sind oft nicht gewöhnt, auf ihr Körpergefühl zu achten. Aber das muss ja nicht so bleiben; und die Sauna ist eine gute Methode, um dieses Gefühl für den eigenen Körper zu steigern. Ausschlaggebend für die Gewissheit, dass Sie alles richtig machen, ist das Wohlbefinden im Anschluss an die Sauna.

Gucken Sie sich keine Fehler ab. Was bekömmlich ist und was nicht, hängt auch von persönlichen Eigenschaften der Saunierenden ab. Welche Dauer und Temperatur in der Sauna Ihnen bekommt, hängt u. a. ab von

- Ihrer Übung
- Ihrem Alter
- Ihrem Geschlecht (Männer schwitzen offenbar mehr als Frauen)
- Ihrem Wasserhaushalt
- Ihrer momentanen und der generellen gesundheitlichen Verfassung
- Ihrer Medikamenteneinnahme
- der Tageszeit (morgens, wenn Sie sich der Körpers in der Aufheizphase befindet, ist es besonders günstig)
- Ihrer Haltung (Liegen oder Sitzen mit angezogenen Beinen)

TIPP

Gesicht mit Wasser benetzen

Empfindlichen schlägt beim Betreten der Kabine die Hitze manchmal regelrecht ins Gesicht. Im Gesicht sind Wärme- und Kältefühler am dichtesten verteilt. Wenn Sie empfindlich sind, benetzen Sie sich vorher um Mund und Nase herum mit kaltem Wasser.

Mit Kontaktlinsen in die Sauna?

Kontaktlinsen beschlagen in der Sauna nicht und halten mehr oder weniger die Körpertemperatur, lautet die Auskunft der Kontaktlinsenhersteller und Optiker. Allgemein findet sich der Rat: Kontaktlinsen in der Sauna seien O.K., und wer ohne Brille nur wenig sieht, setzt daher gern auf diese Möglichkeit.

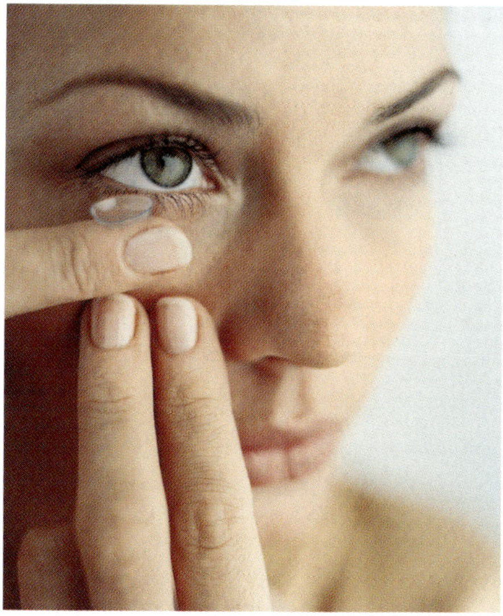

▲ Auf Kontaktlinsen in der Sauna sollten Sie besser verzichten – Ihren Augen zuliebe.

Aber zweierlei sollte man wissen. Erstens kann sich nach einem Aufguss, der ätherische Öle enthält, ein öliger Film bilden, der durch gründliche Reinigung entfernt werden sollte.

Zweitens: Augenärzte sind bei Kontaktlinsen kritischer als Optiker, und augenärztliche Kontaktlinsenexperten raten eher davon ab, in der Sauna Kontaktlinsen zu tragen, weil diese austrocknen können und damit Reizungen verursachen.

Mein persönlicher Rat: Lieber herausnehmen. Es wäre doch schade, wenn man irgendwann im Alltag auf Kontaktlinsen verzichten muss, weil man die Hornhaut der Augen überstrapaziert hat.

Sauna für alle

Was zeichnet eine gute Sauna aus?

In Deutschland existiert kein allgemein verbindliches Gütesiegel für Saunen. Der Deutsche Saunabund gibt Empfehlungen heraus. Saunabetreiber, die ihnen folgen, geben dies durch einen entsprechenden Hinweis bekannt. In jeder öffentlichen Sauna müssen die Saunaregeln deutlich sichtbar ausgehängt sein.

Die relevanten Punkte: Die Sauna sollte optisch und vom Geruch her einen angenehmen Eindruck machen. Vorreinigungs- und Abkühlräume sollten voneinander getrennt sein, auch Abkühlbereich und eventuell vorhandenes Thermalschwimmbecken. Der Ruheraum sollte seinem Namen gerecht werden.

Professionelle Aufgüsse durch Saunameister sind ein Pluspunkt, ebenso wie verschiedene Saunakabinen zur Auswahl (unterschiedliche Temperatur, Luftfeuchte, Aufgüsse, eventuell Farben [Helarium], Möglichkeit, geschlechtsgetrennt und gemischt zu saunieren). Nützlich ist ein zusätzliches Massageangebot. Professionell geführte Saunen werden angemessen vorgeheizt, die Luftfeuchte nicht dem Zufall überlassen.

TIPP

Während der Menstruation in die Sauna?

Es spricht nichts gegen das Saunieren während der Periode, wenn es Ihnen gut bekommt. Wenn Sie zu sehr starken Blutungen neigen, ist es besser, erst einmal Saunaübung zu bekommen, bevor man auch während der „Tage“ in die Sauna geht. Vielleicht hat sich die überstarke Blutung bis dann schon etwas normalisiert. Eine zu schwache Blutung oder Periodenschmerzen können sich durch regelmäßiges Saunieren ebenfalls bessern, weil die Regulation im Körper harmonisiert wird. Eine vermehrte Flüssigkeitseinlagerung, wie sie viele Frauen kurz vor der Periode erleben, sollten Sie nicht mit Saunieren wegzwingen, aber möglicherweise wird die Flüssigkeit doch durch ganz normales Saunieren mit ausgeschwemmt. Aus hygienischen Gründen kommen in der Sauna nur Tampons infrage.

So saunieren Sie richtig

Es hat seine Gründe, dass in Saunaeinrichtungen immer die Regeln ausgehängt sein müssen. Denn Fehler beeinträchtigen das Saunaergebnis. Dann bleibt das tiefe wohlige Befinden im Anschluss aus, oder man fühlt sich sogar ungemütlich. In der Checkliste sehen Sie, welche Verhaltensweisen das sind.

Saunaphase	ungünstiges Verhalten	Warum ungünstig?
Saunabeginn	abgehetzt sein	Sauna ist belastender
	zu kurz nach Sport, Puls noch höher als 100/min	Pulsfrequenz steigt zu stark an
	hungrig	Kollapsgefahr
	mit zu vollem Magen	Kreislaufbelastung, da nicht nur die Haut, sondern auch die Verdauungsorgane Blut beanspruchen
	unter Alkoholeinfluss	gestörte Kreislaufregulation; Todesfälle bei Sauna unter Alkoholgenuss bekannt!
	unter Nikotineinfluss	Kreislaufregulation behindert
	mit kalten Händen oder Füßen; nicht gut durchgewärmt	Schwitzen verzögert sich (Fußbad hilft)
Wärmephase	Saunakabine nicht gut abgetrocknet betreten	Schweißbildung verzögert sich
	Bürsten, Schweiß abstreifen	belästigt andere
	Dauerschwitzen auf der untersten Bank	belastet das Herz zu stark
	zu lange Wärmephase oder mehr als drei Gänge	übermäßige Belastung des Kreislaufs und der Regulationssysteme

Sauna für alle

Abkühlphase	warme Dusche	belastet Atmung und Kreislauf
	Nachschwitzen in einer warmen Packung (z. B. Fango oder Algenpackung)	stört die freie Regulation und Gegenregulation, Kreislaufüberlastung
	Nachschwitzen in warmem Wasser (Whirlpool o. Ä.)	Kreislaufüberlastung
	ins Schwimm- statt ins Tauchbecken	keine ausreichende Abkühlung, Kreislaufüberlastung durch Schwimmen
	Verzicht auf Luftbad	stärkere Kreislaufbelastung
	Atemübungen mit Überatmung	Hyperventilationskrämpfe (erster Warnhinweis: kribbelnde Finger)
	Blitzguss, Massagestrahl	Kollapsgefahr wegen Überreizung
	ins Tauchbecken ohne vorheriges Abspülen	hygienisches Problem
	kaltes Fußbad, Wassertreten	Gefahr von Gefäßkrämpfen, Überforderung der Selbstregulation
	Gymnastik, Schwimmen oder andere sportliche Betätigung	Kreislaufüberlastung
	Aufenthalt in warmer Halle (z. B. Schwimmbad)	verzögerte Auskühlung, Erkältungsgefahr
Abschluss des Saunabades	zu lange unbekleidet/ nicht zugedeckt verweilen	Gefahr der Unterkühlung/ Erkältung

Tipps für spezielle Gruppen

Regelmäßiges Saunieren ist eigentlich in fast allen Alterstufen und Lebenslagen gesund und empfehlenswert, wenn Sie die Einschränkungen und besonderen Hinweise, die wir Ihnen auf den folgenden Seiten geben, beachten.

In Finnland ist es beispielsweise das Normalste der Welt, Kinder mit in die Sauna zu nehmen. Säuglinge haben schon ebenso viele Schweißdrüsen wie Erwachsene. Für Kinder ist das Training des Immunsystems eine wichtige Aufgabe, die durch regelmäßiges Saunieren unterstützt wird. Bei akuten Infekten dagegen ist eine zusätzliche Wärmebelastung durch die Sauna tabu. Aber diese Regel gilt genauso für Erwachsene.

Sauna für Kinder

Kinder nimmt man am besten mit in die Sauna, wenn sie schon trocken sind, denn unter Windelpaketen staut sich die Wärme zur Hitze auf. Ein Erwachsener sollte immer zugegen sein. Saunatemperatur und -klima brauchen nicht geändert zu werden; meistens fühlen sich Kinder auf der mittleren Bank am wohlsten. Kinder wollen noch häufiger als Erwachsene Rekorde brechen. Hier sollten Sie bremsen. Wegen ihrer relativ großen Hautoberfläche nehmen Kinder Wärme schneller auf und geben sie beim Abkühlen auch schneller wieder ab als Erwachsene – sie sind also auch schneller ausgekühlt.

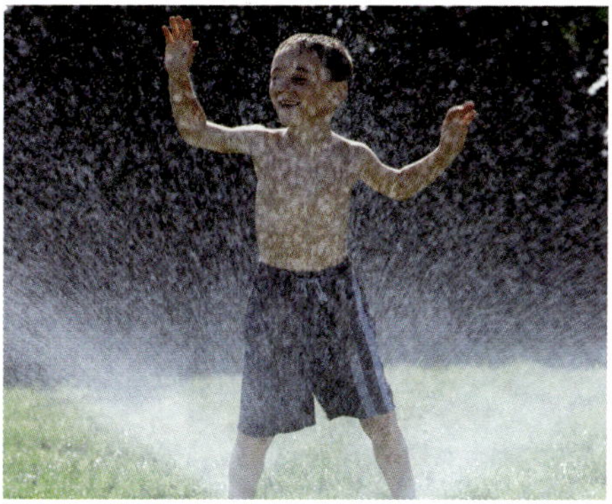

▲ Abkühlen – für Kinder ein Riesenspaß.

Sauna für alle

Der Deutsche Saunabund empfiehlt Saunieren bereits ab dem vierten Lebensmonat (nach der U4), zumal Studien aus Magdeburg zeigten, dass es drei Monate alten Säuglingen anschließend bestens ging, sie waren entspannt und schliefen besser. Allerdings dauerte der Aufenthalt in der Kabine bei ihnen nur drei Minuten (mittlere Bank) – hier stellt sich das Windelproblem nicht. Geübtere Babys können dann sechs Minuten bleiben. Denken Sie an ein Extra-Fläschchen, um den Flüssigkeitsverlust auszugleichen.

INFO

Bekleidungswunsch respektieren

Kleine Kinder sind meist mit Wonne nackt, bei größeren kann sich Scham einstellen. Respektieren Sie das. Kinder müssen die Sicherheit haben, dass nur sie entscheiden, wer ihren Körper sieht und wer nicht. Wenn das Kind erst einmal ein Badehöschen tragen will, können Sie das erlauben – nur luftig sollte es sein (kein Hitzestau im Hodenbereich).

Sauna in der Schwangerschaft

Die Sauna ist bestens dazu geeignet, auch in der Schwangerschaft die Gesundheit zu festigen und zur Entspannung beizutragen. In Finnland gehört das Saunabaden auch für Schwangere zum Alltag.

Positive Effekte

An finnischen Universitäten wurde die Sauna in der Schwangerschaft untersucht, mit folgenden Ergebnissen, die Schwangere zum regelmäßigen Saunagang animieren sollten:

- Saunierende Schwangere neigen weniger zu Wasseransammlungen als andere Frauen.
- Das Gefäßtraining verringert die Krampfaderbildung in der Schwangerschaft.
- Die Kreislaufanpassung wird geübt, der Kreislauf ist in der Schwangerschaft und unter der Geburt stabiler.
- Wehenschmerzen sind verringert, die Geburtswege erweitern sich leichter, die Geburtsdauer ist bei regelmäßig Saunierenden kürzer.

Etliche Frauen verzichten gerade wegen erweiterter Venen in der Schwangerschaft auf das Saunabad – das ist nach diesen Befunden unnötig. Die gesteigerte Durchblutung beugt Thrombosen in Krampfadern vor, auch dies ist ein positiver Effekt, da die Neigung zu Thrombosen in der Schwangerschaft generell erhöht ist. Die in der Schwangerschaft erhöhte Infektanfälligkeit ist bei regelmäßig Saunierenden vermindert.

Auf den Körper hören

Durch einen Saunabesuch werden um den Entbindungstermin herum Wehen angeregt. Eine vorzeitige Geburt aufgrund eines Saunabesuchs wurde aber bisher noch nicht beschrieben. Am ehesten beruht diese Anregung darauf, dass die Sauna die Regulation unterstützt, hier also die schon vorhandene Geburtstendenz unterstützt.

Selbstverständlich sollte die Schwangere immer genau auf ihren Körper hören und sich nicht überfordern. Den Aufenthalt in der Kabine muss sie möglicherweise auch einmal abkürzen. In den letzten vier Wochen vor dem Entbindungstermin wird von

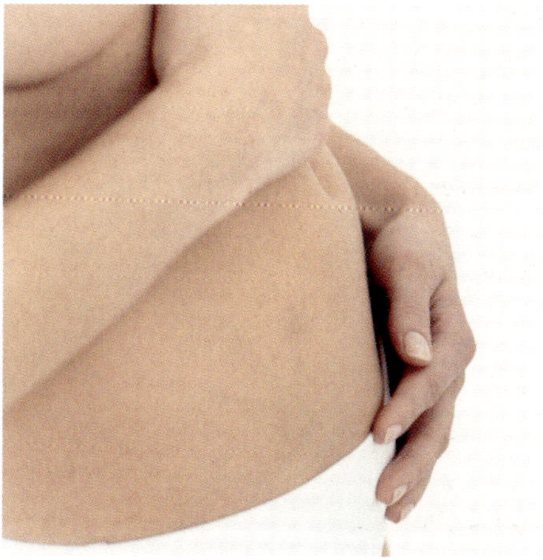

▲ Sauna ist ideal für fast alle Schwangeren.

einem Tauchbad abgeraten. Bei Neigung zu einem Blutdruckabfall (Schwarzwerden vor den Augen beim Aufstehen) sollte die Schwangere besonders darauf achten, am Ende des warmen Saunaganges allmählich den Kreislauf anzupassen (aufrichten, Wadenpumpe betätigen) und beim Abkühlen nicht stehen zu bleiben.

ACHTUNG

Bei nicht gut eingestelltem Bluthochdruck in der Schwangerschaft und Schwangerschaftstoxikose sollten Sie auf Saunieren verzichten.

Sauna für alle

Das Ungeborene sauniert mit

Auf das werdende Kind wirkt sich die kurzfristig etwas erhöhte Temperatur aus, der vermehrte Blutumlauf sowie der kurz (10 Sekunden!) erhöhte Druck im Tauchbecken. Die Herztöne des Kindes wurden in Untersuchungen während der Sauna überwacht. In einigen Fällen beschleunigten, in anderen verlangsamten sie sich, jedoch nie besorgniserregend. Weil das doch bei Blutarmut der Mutter einmal kritischer werden könnte, ist bei Schwangeren mit Anämie von der Sauna abzuraten, bis die Anämie behoben ist.

> **TIPP**
>
> ### Richtiger Zeitpunkt
>
> Ist eine Schwangere noch nicht saunageübt, empfiehlt es sich, erst im vierten Monat damit zu beginnen. Nicht, weil die Sauna vorher ungünstig wäre, sondern weil in den ersten drei Monaten noch häufiger Fehlgeburten aus ganz anderen Gründen eintreten. Die Schwangere würde sich unnötige Vorwürfe machen und sich fragen, ob die Fehlgeburt der Sauna anzulasten sei.

Höhere Körpertemperaturen werden teilweise für Missbildungen verantwortlich gemacht. Die Studien, die diese Hypothese formulierten, unterschieden aber nicht nach den Gründen für erhöhte Körpertemperaturen und warfen heiße Bäder, fieberhafte Infekte und Sauna „in einen Topf“.

In Finnland mit seiner langen Saunatradition – auch bei Schwangeren –, liegt die Missbildungsrate im internationalen Vergleich außergewöhnlich niedrig. Denn eine Temperaturerhöhung durch heiße Bäder und durch Sauna sind nicht miteinander vergleichbar, da in der Sauna selbst bei längerer Wärmephase die Kerntemperatur nicht wesentlich und nicht lange über 38 °C ansteigt, im Heißwasser-Sprudelbad dagegen steigt sie schon innerhalb der normalen Anwendungsdauer auf 39 °C, bei Fieber ist sie über Stunden oder Tage erhöht.

Für den Vorwurf, speziell das Saunieren könne das Missbildungsrisiko erhöhen, gibt es also keine Belege, wogegen es Hinweise gibt, dass regelmäßiges Saunieren das Risiko eher senkt.

Sauna für Ältere

Es gibt viele gute Gründe, warum auch Ältere von der Sauna profitieren und keinen speziellen Grund, warum sie darauf verzichten sollten. Die Abwehrkraft und die Hautfunktion älterer Menschen bleiben länger erhalten, wenn sie regelmäßig saunieren.

Mit der Sauna kann man auch im höheren Alter noch beginnen, das Alter nach Kalender ist kein Hinderungsgrund. Ganz im Gegenteil hat man jetzt oft besonders viel Zeit, um Körper und Seele etwas Gutes zu tun. Scheuen Sie sich nicht, eine öffentliche Sauna aufzusuchen, weil Sie nicht mehr jugendlich knackig sind. Sie finden etliche Gleichgesinnte und Gleichaltrige. Ins Schwimmbad oder an den Strand gehen Sie ja auch!

Weil die Haut mit höherem Alter immer trockener wird, sollten Sie diese nach dem Saunabesuch mit einer Körperlotion besonders gut rückfetten. Achten Sie als älterer Saunaneuling besonders darauf, dass Sie die Regeln gut einhalten:

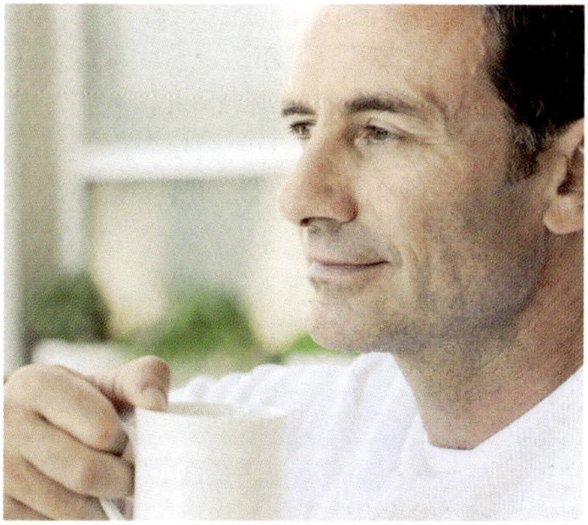

▲ Lange Jahre fit bleiben – mit Sauna.

- keine unnötige Bewegung in der Sauna,
- keine angeregten Unterhaltungen,
- anschließend zunächst allmähliche Abkühlung durch Herumgehen im Freiluftbereich,
- bei der Wasseranwendung mit Güssen an den Beinen beginnen,
- vor dem Verlassen der Kabine evtl. ein Weilchen auf der untersten Bank sitzen,
- Tauchbad erst nach größerer Übung ausprobieren und nur, wenn Sie nicht an Bluthochdruck leiden.

TIPP

Ausreichend trinken!

Ältere sollten jedoch ganz besonders sorgfältig mit dem Flüssigkeitsverlust umgehen, weil ihr Blut eher „dicker“ ist, deshalb sollten sie vor und nach der Sauna reichlich trinken. Empfehlenswert ist ½–1 Liter an diesem Tag zusätzlich zu Ihrer sonst gewohnten Trinkmenge. Wenn Sie Durst haben, auch mehr. Die alltägliche Menge an Getränken sollte 1,5 Liter pro Tag sein. Tipp: Den besten Hinweis gibt Ihnen die Zunge, sie muss immer schön feucht sein.

Sauna für Übergewichtige

Auch Übergewichtige haben vom Saunabaden genauso viel wie Normalgewichtige, weil es jeder schätzt, sich einmal richtig wohl in seiner Haut zu fühlen, und auch der angekurbelte Stoffwechsel fühlt sich gut an. Vielleicht wird auch ein ganz neues Gefühl für den Körper geweckt und damit der Wunsch zum Abnehmen?

Für die Kalorienbilanz bringt die Sauna allerdings nicht viel: Die Herzarbeit ist kaum vermehrt. Schwitzen verbraucht zwar Kalorien, aber die Hitze bringt auch Energie in den Körper. Der Gewichtsverlust nach der Sauna ist ausschließlich ein Flüssigkeitsverlust.

Übergewichtige sollten auf jeden Fall von ihrem Hausarzt checken lassen, ob sie an hohem Blutdruck oder erhöhtem Blutzuckerspiegel leiden, denn beides wird bei Übergewicht wahrscheinlicher. Etwa jeder zweite Hochdruckkranke läuft mit einer tickenden Zeitbombe fürs Herz herum, ohne etwas davon zu ahnen (das bedeutet: bei jedem zweiten Hochdruckkranken ist dieser Risikofaktor für Herzinfarkte unerkannt).

Bei Hochdruck wirkt die Sauna günstig, aber auf ein Tauchbad sollte verzichtet werden. Übergewichtige haben teilweise auch einen labileren Kreislauf.

TIPP

Erwärmung und Abkühlung dauern länger

Übergewichtige sollten wissen, dass bei ihnen die Kerntemperatur meist langsamer ansteigt, sodass sie eine etwas längere Wärmephase vertragen. Aber auch der anschließende Ausgleich durch Abkühlung dauert länger. Hier empfiehlt sich dann ganz besonders das Fußbad.

Sauna für Sportler

Sportanlagen und Sauna gehören heute fast selbstverständlich zusammen, und letztlich waren es ja auch die Olympischen Spiele, die die Sauna bekannter machten. Was die Sauna für Sportler so wertvoll macht, ist vor allem die Möglichkeit, zu regenerieren.

Positive Effekte

Die Sauna trainiert die Anpassung an die verschiedensten Bedingungen. Die stark gesteigerte Durchblutung fördert den Abtransport von Milchsäure, die sich unter anaerober Belastung im Muskel bildet. Die Säureansammlung in der Muskulatur führt zur Müdigkeit, ihr Abtransport dient der raschen Erholung, ergänzt durch die generelle Entspannung. Dann sind die Aufbauvorgänge im Körper stark gesteigert.

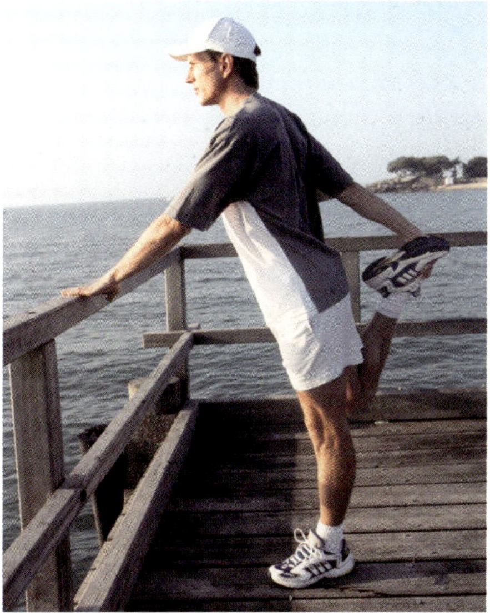

▲ Genau wie das Dehnen nach dem Lauftraining könnte das Saunieren nach dem Sport ein entspannendes Ritual für Sie werden.

Sauna für alle

Ein weiterer günstiger Effekt der Sauna ist darin begründet, dass möglicherweise das maximal mögliche Atemvolumen ansteigt, dass also für sportliche Belastungen mehr Luft zur Verfügung steht. Nicht trainiert wird dagegen die Herzkraft, denn das Herz schlägt zwar schneller, aber gegen weniger Widerstand.

Sauna vor oder nach einem Wettkampf?

Das letzte Saunabad sollte einen Tag vor einem Wettkampf liegen, denn der Wasserverlust könnte die Leistung schmälern. Im Anschluss an eine sportliche Betätigung ist eine Sauna erst dann sinnvoll, wenn sich beschleunigte Atmung und erhöhte Pulsfrequenz normalisiert haben. Bei Sportlern, die das nicht beachtet haben, zeigten EKG-Aufzeichnungen beim Saunieren deutliche Belastungszeichen am Herzen.

Sportliche Betätigung zwischen zwei Saunagängen, beispielsweise ein 1000-Meter-Schwimmen, ist nicht sinnvoll. Erst Sport, dann Sauna, so stimmt der Rhythmus.

ACHTUNG

Vorsicht bei akuten Verletzungen

Bei akuten Verletzungen mit Blutergüssen oder Schwellungen sollten Sie nicht in die Sauna gehen. Die Durchblutungssteigerung kann eine bereits gestillte Blutung wieder aktivieren. Einblutungen in Gelenke wirken gelenkzerstörend, sodass dieses Risiko nicht eingegangen werden sollte.
Wenn Schwellungen abgeklungen sind, ist gegen Sauna nichts einzuwenden, ganz im Gegenteil wird sie zur Rehabilitation nach Sportverletzungen eingesetzt, um die Beweglichkeit zu verbessern.
Gefährlich ist es, wenn z. B. Jockeys oder Boxer durch Saunieren kurzfristig das Körpergewicht reduzieren wollen, um Kriterien für eine bestimmte Gewichtsklasse zu erfüllen. Es kam schon zu Todesfällen, weil Sportler in der Sauna einen starken Flüssigkeitsverlust erzwungen hatten.

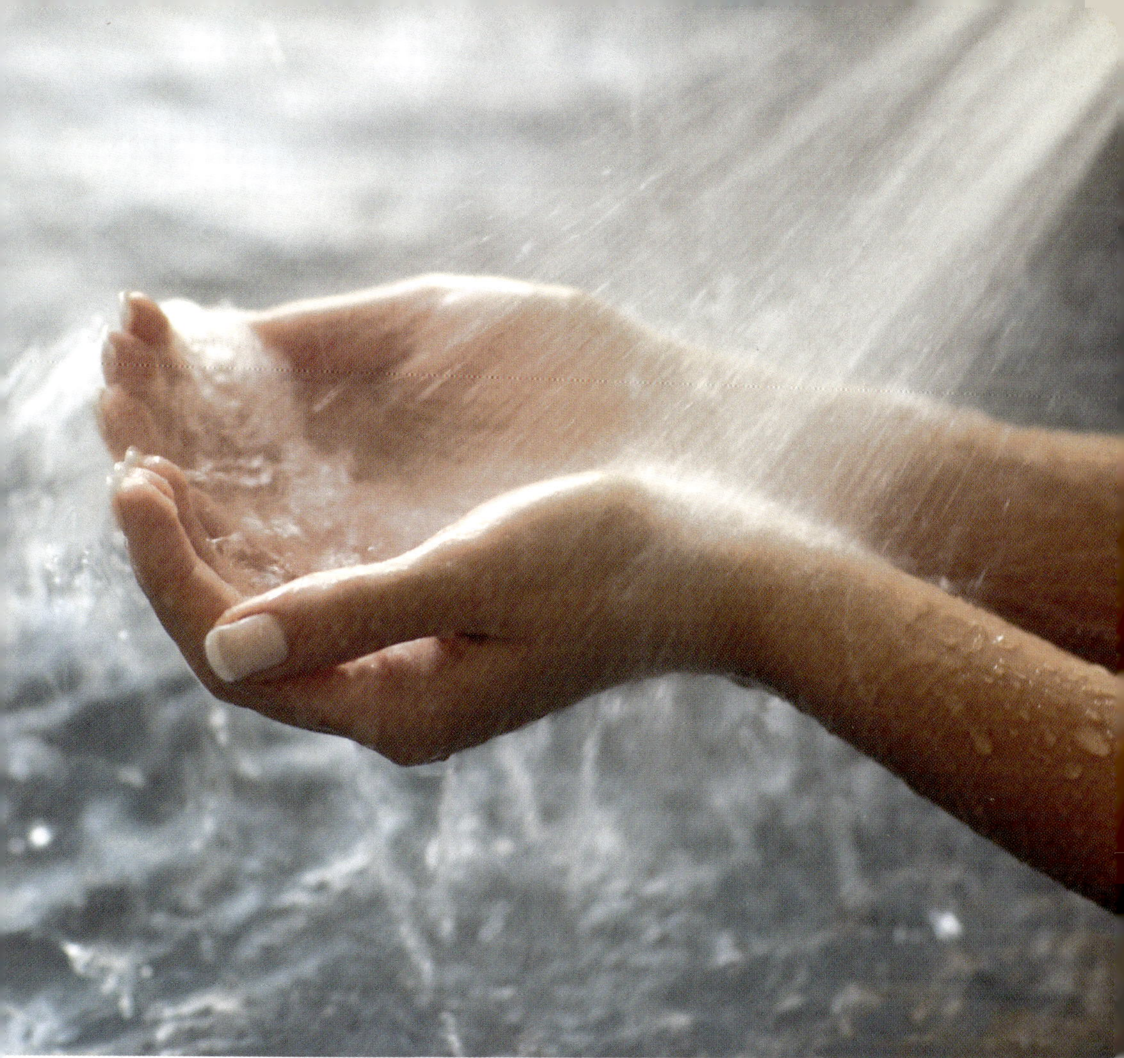

Sauna bei Krankheiten und Beschwerden

Zum Saunieren bei Beschwerden oder Krankheiten gibt es viele „Falschmeldungen“. Viele Menschen verzichten deshalb auf die Sauna, obwohl Sie eigentlich einen Vorteil davon hätten. Venenleiden oder Herzkrankheiten sind Beispiele. Wann Ihnen Sauna guttut, was Sie dabei beachten und bei welchen Leiden Sie darauf verzichten sollten, lesen Sie im folgenden Kapitel.

Wann ist Sauna hilfreich? Wann verboten?

Sie können auch mit dem Saunieren beginnen, wenn Sie bereits an Befindlichkeitsstörungen leiden oder sogar ernsthaft erkrankt sind. Je regelmäßiger Sie die Sauna anwenden, desto besser ist ihre Wirkung auf die Gesundheit.

- Es gibt jedoch einige Krankheiten oder Störungen, die das Saunieren verbieten.
- Bei bestimmten Beschwerden, wie hohem Blutdruck und Herzkrankheiten, gelten Einschränkungen.
- Bei einigen Leiden bestehen keine Bedenken, und günstige Saunaeffekte können sogar überwiegen.
- Bei einer weiteren Gruppe von Krankheiten kann man die Sauna sogar ausdrücklich empfehlen, da sie zur Heilung oder Linderung beitragen kann.

Eine Übersicht über diese vier Gruppen finden Sie auf S. 86. Zunächst werden die Sauna-Auswirkungen und Einschränkungen bei verschiedenen Krankheiten und Befindlichkeitsstörungen beschrieben.

ACHTUNG

Wann ist ein Saunabesuch gesundheitsschädlich?

Die wichtigsten Gesundheitsregeln lauten:

- Wer wegen einer Krankheit ins Bett gehört, darf nicht in die Sauna.
- Bei allen akuten, besonders fieberhaften Krankheiten ist die Sauna ebenfalls verboten.
- Akute Entzündungen, die sich unter Wärme verschlechtern, verbieten die Sauna.
- Krankheiten, die das Nervensystem und damit die autonome Regulationsfähigkeit betreffen, stören möglicherweise die notwendigen Reaktionen, dann verbietet sich die Sauna ebenfalls.
- Krankheiten, die sich speziell durch Kälte oder Wärme verschlechtern, können einen Saunabesuch verbieten.

Fieber und akute Entzündungen

Bei Fieber hat der Körper einen guten Grund, die Temperatur selbstständig zu erhöhen. In diese Regulation sollte man nicht eingreifen, zudem ist der Stoffwechsel bereits maximal gesteigert. Die Sauna nutzt hier nichts, sondern belastet den Kreislauf noch stärker als das Fieber.

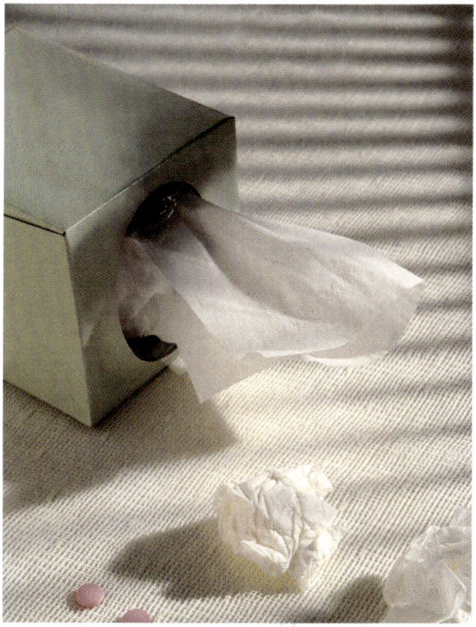

▲ Bei Fieber, akuten Infektionskrankheiten oder Entzündungen ist Sauna tabu.

Ähnliches gilt für akute Entzündungen. Sie zeigen sich an Überwärmung, Schwellung, Rötung und (oder) Schmerzen. Auch hier ist ähnlich wie beim Fieber, wenn auch örtlich begrenzt, der Stoffwechsel schon maximal gesteigert. Die weitere Anregung durch die Sauna kann hier zur „Übersteuerung" und letzten Endes Schwächung der Mechanismen führen. Die Schmerzen können sich deutlich verstärken. Bei solchen Entzündungen kann es sich z. B.

- um Nasennebenhöhlenentzündungen,
- um entzündete Venen,
- um Muskelentzündungen (rheumatische Krankheiten) oder
- um Entzündungen der Haut handeln.

Es gilt immer das Gleiche: Bei akuter Entzündung oder Infektionskrankheit keine Sauna!

Erst nach der akuten Phase ist Sauna wieder erlaubt, wenn die Beschwerden ganz deutlich auf dem Rückzug sind.

Sauna bei Krankheiten und Beschwerden

INFO

Blutergüsse und Schwellungen

Nach Prellungen, Verstauchungen, Blutergüssen und anderen Verletzungen, bei denen Gewebe stark angeschwollen ist, würde Hitze die Schwellung noch verstärken und der Druck auf das umgebende Gewebe steigen. Auch hier sollte man warten, bis Schwellung und Gewebedruck nachlassen.

Beim „Aufräumen“ eines nicht mehr ganz akuten Blutergusses ist die Sauna dagegen hilfreich. Richtschnur sind die Schmerzen und das Druckgefühl. Solange Sie das noch beobachten, bitte keine Sauna.

Die Saunareize müssen im Anschluss an eine Akutkrankheit erst einmal sparsam dosiert und erst allmählich gesteigert werden.

Umgekehrt gilt auch: Wenn Beschwerden durch die Hitzephase in der Sauna oder generell stärker werden, kann eine Entzündung dahinter stecken!

„Zehrende“ Krankheiten

Eine nicht beabsichtigte Gewichtsabnahme (von mindestens 10% des ursprünglichen Gewichts) ist ein Zeichen, dass der Körper mit den Anforderungen nicht Schritt halten kann. Ein solches Zeichen tritt zum Beispiel

- im Verlauf von Krebskrankheiten,
- bei chronischen Infektionskrankheiten,
- bei Krankheiten der Verdauungsorgane und
- bei Schilddrüsenüberfunktion auf.

In dieser Situation ist es falsch, den Körper mit einer Aktivierung, wie die Sauna sie darstellt, zu überfordern. Die Krankheit muss erst zur Ruhe kommen, bis die Sauna wieder geeignet ist. Die einzige Ausnahme: Auch bei Depression nehmen viele Menschen ab. Hier ist die Sauna trotzdem geeignet und eine Aktivierung erwünscht.

Hautkrankheiten

Die gesteigerte Durchblutung und die verbesserte Hautfunktion sind bei den häufigen Hautkrankheiten wie Akne vulgaris, Neurodermitis (atopisches Ekzem) und Schuppenflechte (Psoriasis) vorteilhaft. Ein schöner „Nebeneffekt“: Hautkranke hadern meistens mit ihrer Haut und fühlen sich in ihr nicht wohl. Aber ein solches Wohlfühlerlebnis verschafft Ihnen die Sauna.

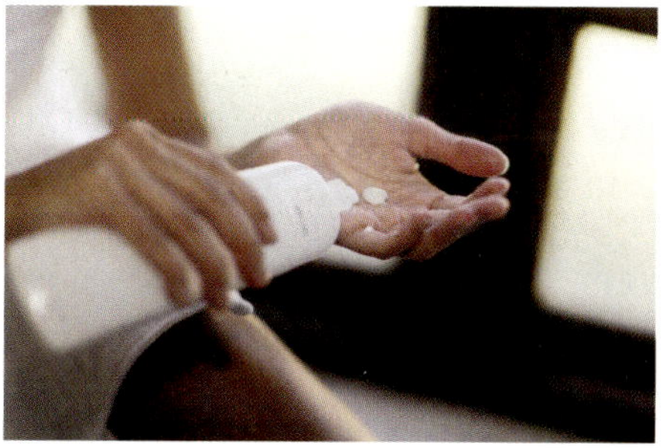

▲ Hautpflege und Sauna ergänzen sich.

Nicht jeder Saunabesucher ist Hautarzt, der auf den ersten Blick sieht, ob Hautveränderungen infektiös sind oder nicht.

ACHTUNG

In „akuten Phasen“ Sauna meiden

Bei akuten entzündlichen Veränderungen, die bei Akne, Neurodermitis und Schuppenflechte auftreten können, ist die Sauna nicht angezeigt. Sie zeigen sich vor allem an Rötungen und Nässen. Ein normaler oberflächlicher Pubertätspickel gehört nicht dazu, aber eine tiefere, knotige Entzündung durchaus.

Bei den drei hier genannten Hautkrankheiten besteht keine Ansteckungsgefahr für andere. Sonderbaren Blicken kann man aber vorbeugen, indem man beim Herumgehen einen Bademantel trägt, und sei er auch noch so leicht (Seide). In der Saunakabine selbst bleibt man natürlich unbekleidet.

Wer unter einer Behandlung mit äußerlich anzuwendenden Medikamenten wie Cremes, Salben oder Lotionen steht, sollte diese unmittelbar nach der Sauna auftragen. Die Aufnahmefähigkeit der Haut ist dann besonders hoch. Vor dem ersten Saunagang sollte dagegen jegliches Medikament gründlich abgewaschen werden.

Sauna bei Krankheiten und Beschwerden

Akne

Akne beruht auf einem Ungleichgewicht der Geschlechtshormone (deshalb beginnt sie meistens in der Pubertät), auf vermehrter Talgbildung und verstärkter Verhornung, sodass der Talg nicht ungestört abfließen kann. In diesem Milieu fühlen sich Akne verursachende Bakterien (Propionibacterium acnes) wohl. Das Saunieren wirkt vor allem vorteilhaft, weil die oberste Hautschicht leichter abgerubbelt werden kann: damit ist der Faktor „vermehrte Verhornung" positiv beeinflusst. In der Hitze verstärkt sich zwar allgemein die Talgbildung, aber der Talg kann besser abfließen. Die stark gesteigerte Hautdurchblutung unterstützt zudem die Abwehrzellen darin, mit den Bakterien fertig zu werden.

> **TIPP**
>
> **Pflege nach der Sauna**
>
> 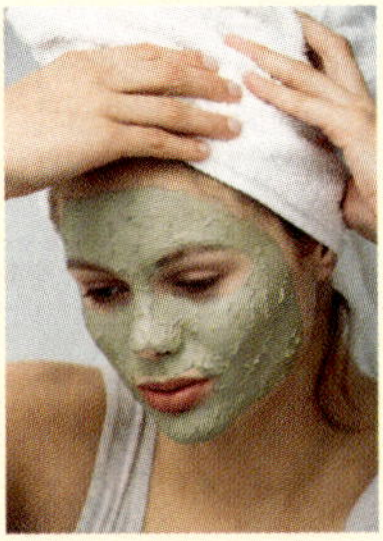
>
> Nach der Sauna ist die Haut sehr gut aufnahmefähig für äußerlich anzuwendende Aknemedikamente oder Pflegemittel. Eine Peeling-Maske, z. B. Heilerde mit Wasser angerührt, sanft in die Haut massiert und wieder abgespült, wirkt gegen die übermäßige Verhornung. Aber nicht häufiger als einmal pro Woche gemeinsam mit der Sauna anwenden, sonst glänzt die Haut unschön.

Eine störende Akne sollte vom Hautarzt behandelt werden, weil unschöne Narben zurückbleiben können. Regelmäßiges Saunieren unterstützt durch seine Peeling-ähnliche Wirkung die weiteren Maßnahmen, und die Verbesserung der inneren Regulation kann sich auch günstig auf die hormonelle Seite des Problems auswirken. Zuviel sollte man sich davon aber nicht versprechen.

Neurodermitis

Die Kennzeichen der Neurodermitis (auch atopisches Ekzem genannt) sind eine sehr trockene Haut, deren Abwehr gegenüber Reizstoffen ähnlich einer Allergie gesteigert ist. Dadurch gerät die

Hautbarriere in Unordnung, sodass Keime ein leichteres Spiel haben – trotz der vermehrt ablaufenden Immunprozesse. Die Veranlagung spielt eine sehr große Rolle. Bei Neurodermitis läuft genetisch bedingt der Stoffwechsel nicht planmäßig ab.

Säureschutzmantel. Regelmäßiges Saunieren regt die Hautfunktion an, sodass sich die Hauttrockenheit bessert. Durch die verbesserte Durchblutung und Hautfunktion wird der Säureschutzmantel gestärkt, der ein wichtiger Pfeiler des Abwehrsystems in der Haut ist. Ein stabiler Säureschutzmantel hält Keime in Schach. Das ist wichtig, weil Keimbesiedlung ein Ekzem noch verschlechtert.

Innere Stabilisierung. Die Mechanismen, welche der Haut selbst zur Verfügung stehen, um mit der Neurodermitis fertig zu werden, lassen sich also durch regelmäßiges Saunieren unterstützen. Saunieren trägt aber auch von innen zur Stabilisierung bei: Neurodermitis verschlimmert sich bei vielen Betroffenen durch Stress, und Saunabaden bedeutet auch Entspannungstraining und Training im Umgang mit Stressreizen.

Kortisoncreme. Kortisoncremes unterbinden Hauterscheinungen oft sehr wirkungsvoll. Aber sie dirigieren die Reaktionen der Haut auch sehr stark, sodass sich die natürlichen Saunawirkungen in den äußeren Hautschichten auf die Eigenregulation kaum noch auswirken können. Kortisonpräparate sollten aber nicht auf eigene Faust abgesetzt werden, um es mit der Sauna zu versuchen! Sprechen Sie mit dem behandelnden Arzt, um den geeigneten Zeitpunkt für das Absetzen zu finden. Saunieren kann man trotzdem, aber hat dann vor allem die entspannende und „Stress-Trainings-Wirkung“.

ACHTUNG

Offene Ekzeme sind ein Hinweis auf ein akutes Geschehen in der Haut, sodass in dieser Situation von der Sauna abzuraten ist. Keime aus dem Nassbereich hätten hier auch leichten Zutritt.

TIPP

Trockene Haut

Das Saunieren ist geeignet, um die Selbstregulierungsmaßnahmen in einer Phase relativer Ruhe zu trainieren. Anfangs kann die Haut bei Sauna-Ungeübten trockener werden, sodass sie nach dem Saunabad gut gepflegt werden sollte – z. B. mit leicht einziehenden Hautölen, die Nachtkerzenöl, Wildrosenöl oder andere Öle mit Gammalinolensäure. Wenn die trockene Luft zu unangenehm ist, lohnt sich ein Versuch mit einer weniger heißen und dafür feuchteren Saunavariante.

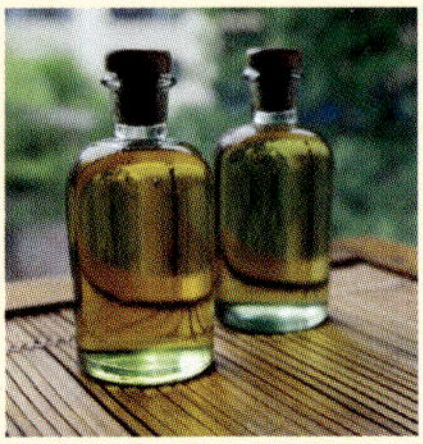

Schuppenflechte

Bei der Schuppenflechte ist meistens erblich bedingt das normale Programm zur Hauterneuerung fehlerhaft – der Ersatz von Hautzellen funktioniert *zu* gut. Normalerweise entsteht eine Hautzelle in der untersten Hautschicht und wandert dann in etwa vier Wochen nach außen, wo sie abgeschuppt wird. Bei der Schuppenflechte entstehen viel zu viele Hautzellen, die innerhalb von viel kürzerer Zeit nach außen wandern und überstürzt wieder abgestoßen werden. Weil es so viele Zellen sind, findet das Abschuppen nicht „unsichtbar", sondern deutlich erkennbar statt.

Der Stoffwechsel der Haut und das Immunsystem spielen eine Rolle. Botenstoffe geben die falschen Signale. Menschen mit Schuppenflechte wissen, dass jedes weitere Ungleichgewicht im Körper wie Stress das Hautbild verschlechtern kann.

Bade- und Lichttherapie. Die Bade- und Lichttherapie spielen eine sehr wesentliche Rolle in der Behandlung. Vor allem Baden in salzhaltigem Wasser – besonders im hochsalzhaltigen Wasser des Toten Meers – unterstützt die Ablösung der übermäßigen Schuppen. UV-Strahlen reduzieren die Aktivität der Abwehrzellen, die eine krankheitsmitverursachende Rolle spielen, aber UV-Strahlen haben bei Menschen mit Psoriasis wie bei anderen auch schädliche Wirkungen, sodass sie sparsam „dosiert" werden müssen. Die Sauna kann hier gut ergänzen.

TIPP

Positive Saunaeffekte

Regelmäßiges Saunieren trägt dazu bei, die Abschuppung zu unterstützen, und es trainiert den Umgang mit Stress, sodass dieser sich weniger auf das Hautbild auswirken kann.
Auch die Schuppenflechte kann akut entzündlich ablaufen, mit unangenehm juckenden, nässenden und schmerzenden Plaques. In diesen Phasen sollten Sie besser nicht saunieren. Ansonsten sollte die Psoriasis kein Hinderungsgrund sein, die Sauna aufzusuchen.
Ganz im Gegenteil, sie beeinflusst den ganzen Körper und damit z. B. das höhere Risiko von Psoriatikern für Herzkrankheiten.

Ansteckungsgefahr. Verschiedene Psoriasismedikamente – äußerlich oder innerlich angewandt – wirken, indem sie das Immunsystem so weit herunterdrosseln, dass die Hauterscheinungen nicht mehr auftreten. Die Abwehr gegen Keime kann dann aber ebenfalls reduziert sein. Meiden Sie unter einer solchen Therapie besonders keimanfällige Bereiche wie Whirlpools oder Schwimmbecken mit warmem Wasser und tragen Sie Badesandalen in den Feuchtbereichen.

Die Psoriasis selbst ist nicht ansteckend. Nur da wollen vielleicht manche Mitsaunierenden sichergehen, erklären Sie es ihnen also, wenn man Sie sonderbar ansieht.

Allergien und Asthma

Allergien unterschiedlicher Art können unter Umständen durch regelmäßigen Saunabesuch gemildert werden, vermutlich dadurch, dass die Regelkreise stabilisiert werden. Allergien sind eine übertriebene Reaktion des Abwehrsystems: die Immunzellen stürzen sich auf eigentlich harmlose, manchmal sogar körpereigene Stoffe. Als ein Training der körpereigenen Regulation sorgt regelmäßiges Saunieren dafür, dass übertrieben ablaufende Reaktionen herunterreguliert und zu schwach ablaufende Reaktionen angeregt werden. Insofern kann sie auch die Allergie mit beeinflussen.

Sauna bei Krankheiten und Beschwerden

Kontaktallergien

Kontaktallergien treten auf, wenn eine Substanz unmittelbaren Kontakt mit der Haut hat und diese überschießend mit Abwehrreaktionen antwortet. Bekanntes Beispiel ist die Nickelallergie. Vielfach werden Stoffe allergen, mit denen man im Zusammenhang mit der Arbeit häufig Kontakt hat, z. B. Putzmittel. Eine verschlechterte Hautbarriere spielt bei der Entwicklung einer Kontaktallergie oft mit eine Rolle. Beim Beispiel Putzmittel wäre dies beispielsweise ständige Feuchtigkeit, welche die Haut aufweicht und Allergenen besseren Zutritt gewährt.

Aero-Allergene

Aero-Allergene sind Allergene, die eingeatmet werden und an den Atemwegen, also Nase, Nasennebenhöhlen und den tieferen Atemwegen, Beschwerden verursachen. Die allergische Bindehautentzündung wird ebenfalls durch Aero-Allergene ausgelöst. Meistens sind es Pollen, Milbenkot (Hausstaub) oder Schimmelpilze. Pollen und Milbenkot sind in Saunen kein nennenswertes Problem – höchstens, wenn Sie im Freien ruhen und gerade „Ihre" Pollensaison ist. Milben brauchen Feuchtigkeit und organisches Material. Die Bedingungen in Saunen sind nicht lebensfreundlich für sie. Schimmelpilze sind in vernachlässigten Feuchtbereichen zu erwarten, aber nicht in einer gepflegten Sauna.

TIPP

Das regelmäßige Saunieren unterstützt die Haut darin, ihre Barrierefunktion zu optimieren, sodass sich die Kontaktallergien wenigstens nicht auf weitere Allergene ausdehnen.

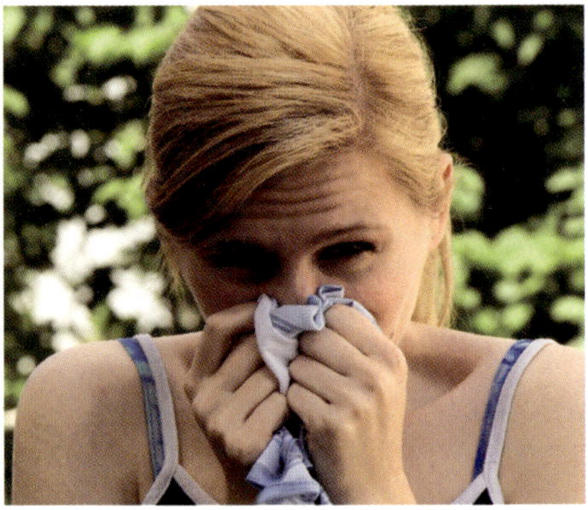

▲ Menschen mit Heuschnupfen können in der Sauna meist aufatmen.

Was Allergiker beachten sollten

Allergiker, die auf Luft-Allergene allergisch reagieren, sollten mit besonders großer Sorgfalt Aufguss-Öle aussuchen und auf beste Qualität achten. Das ätherische Öl wie auch seine Begleitstoffe werden mit dem Aufguss-Dampf eingeatmet. Billige Qualitäten können unerwünschte Beimengungen enthalten, die Allergiker aus ihren Atemwegen lieber fernhalten sollten.

Birkenquasten können für Pollenallergiker mit Birkenpollenallergie ein Problem sein. In öffentlichen Saunen werden sie ohnehin kaum noch verwendet. Vorsicht aber, wenn Sie in einer Kabine den Holzbottich mit den Laubzweigen sehen.

Asthma

Asthma ist oft allergisch mitbedingt. Das regelmäßige Saunieren hat hier eine gute Wirkung. Bei Asthma, sei es bei Kindern oder Erwachsenen, spüren Saunierende eine Erleichterung der Atmung. Weil jeder Atemwegsinfekt ein bestehendes Asthma verschlechtern kann, ist für Asthmatiker besonders auch der Effekt der verbesserten Abwehrkraft wertvoll.

ACHTUNG

Ein Asthmaspray sollte nicht unmittelbar vor dem Saunieren inhaliert werden. Hitze und Spray beschleunigen beide den Herzschlag – das könnte zu viel werden.

Wärmeallergie

Eine Besonderheit unter den allergischen Krankheiten ist die Wärmeallergie. Hier bilden sich beim Schwitzen juckende Quaddeln, erhabene Hautveränderungen, die meist von einem roten Hof umgeben sind. Wie bei anderen allergischen Leiden auch kann diese Wärmenesselsucht theoretisch zu einem allergischen Schock führen. Bei einer Allergie schütten Immunzellen Histamin aus, das den Juckreiz hervorruft und die Durchblutung steigert (Rötung). Gelangt bei einer Allergie sehr viel Histamin in die Blutbahn, werden auch größere Blutgefäße weit gestellt, Blut versackt, und es kommt zum Kreislaufkollaps. Die so genannte Wärme-Urtikaria beginnt jedoch nicht plötzlich, sondern mit Juckreiz und aufschießenden Quaddeln, vor allem an der Brust. Liegt eine solche Wärme-Urtikaria dem Juckreiz zugrunde, sollte man die Sauna verlassen und den betroffenen Hautbezirk kühlen. Damit ist diese üblicherweise lediglich lästige Erscheinung ausreichend behandelt.

Juckreiz und Bläschenbildung

Keine Allergie ist es, wenn nach dem Saunieren ein stark juckendes „Ekzem" mit klaren Bläschen auftritt. Oft kennen die Betroffenen das schon von anderen schweißtreibenden Aktivitäten. Es ist kein echtes Ekzem, sondern man vermutet, dass die Ausführungsgänge der Schweißdrüsen verstopfen. Der Schweiß gelangt in die oberste Hautschicht und löst dort die Hautzellen voneinander. Hier und auch bei einer Quaddelbildung durch Hitze oder Kälte sollte man auf die Sauna verzichten, wenn sich das Problem nicht durch Auflegen kalter feuchter Tücher beheben lässt.

Juckreiz tritt oft auch bei trockener Haut auf. Durch die verbesserte Hautfunktion wird trockene Haut in der Regel durch Saunieren aber nicht noch trockener.

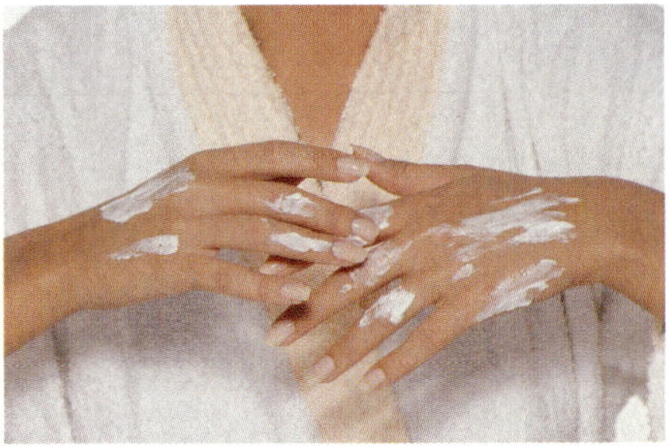

▲ Trockene Haut ist nach der Sauna besonders dankbar für Eincremen.

Krebs

Die Erfolge der Krebstherapie sind in vielen Fällen heute so gut geworden, dass bei vielen Menschen die Krankheit geheilt oder doch zumindest unter Kontrolle gehalten werden kann. Die Betroffenen möchten Dinge unternehmen, die ihnen wohltun und ihre Lebensfreude steigern, sie möchten ihre Abwehrkraft steigern und das Befinden verbessern. Die Sauna ist hierzu bestens geeignet.

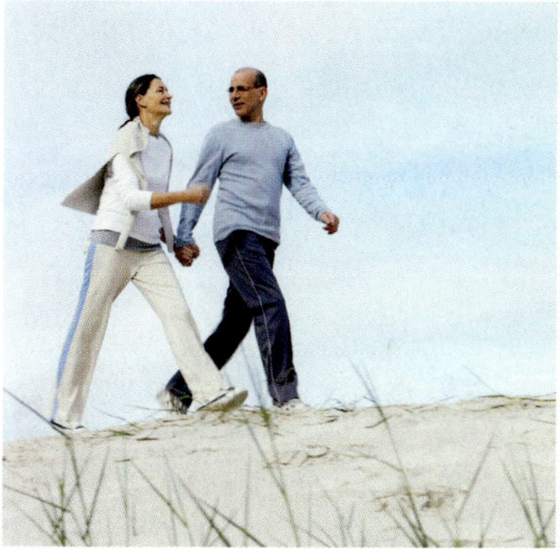

▲ Auch Bewegung kann helfen, die Krankheit und die Therapiefolgen besser zu verkraften.

TIPP

Fragen Sie vorher Ihren Arzt!

Fragen Sie den behandelnden Arzt, ob etwas gegen Sauna spricht. Manchmal verhindert eine Bestrahlung die Eigenregulation, die für die Sauna wichtig ist, oder ein Medikament, wie z. B. Cortison oder auch Schmerzmedikamente (in Pflasterform kann ihre Wirkung gesteigert sein!). Krebstherapie ist heute sehr stark maßgeschneidert, sodass es hier keine generelle Empfehlung gibt. Aber von vornherein ist die Sauna auf keinen Fall ausgeschlossen.

Aber in speziellen Situationen ist sie nicht ratsam. Die Regulationsfähigkeit muss mehr oder weniger ungestört sein und noch Spielraum haben. Das ist in der Phase der aggressiven Therapien (Operation, Bestrahlung oder Chemotherapie) in der Regel nicht gegeben. In dieser Phase ist die Eigenregulation sehr stark beansprucht.

Wie entstehen Lymphödeme?

Auch bei Lymphödem ist die Sauna nicht zu empfehlen. Ein Lymphödem beruht darauf, dass in den feinen Lymphgefäßen ein Hindernis liegt, z.B. Vernarbungen nach Lymphknotenentfernungen. Die Lymphe ist ein Filtrat des Blutes ohne rote Blutzellen. Ein Zehntel des Blutes etwa gelangt in die Lymphgefäße. Ist die Durchblutung in der Sauna gesteigert, dann nimmt auch die Lymphmenge zu. Das Hindernis wirkt sich also noch verschärft aus. Wenn sich dann Lymphe staut, besteht die Gefahr, dass sich die Haut verhärtet, sodass die Beweglichkeit z.B. des Arms eingeschränkt wird, oder es können sich leichter Infektionen anbahnen. Das sollten Sie nicht riskieren.

ACHTUNG

Keine Sauna bei Lymphödemen

Bei Lymphödemen infolge einer Krebsoperation, aber auch bei Hautstörungen, die auf einem gestörten Abfluss der Lymphflüssigkeit oder der Venen beruhen (Lymphödem, venöses Beinulkus) ist vom Saunieren abzuraten. Blut- und Lymphfluss werden in der Sauna gesteigert, und der Abfluss muss ungestört funktionieren können. Sonst staut sich die Lymphe vor dem Hindernis und das Lymphödem nimmt zu.

Zuckerkrankheit (Diabetes mellitus)

Das Gefäßtraining und die Abwehrsteigerung durch die Sauna sind auch Diabetikern willkommen. Wenn Sie unter einer Zuckerkrankheit leiden, sollten Sie ein paar Punkte beachten, dann können auch Sie die Sauna genießen:

Gesteigerte Insulinwirkung: Wer Insulin spritzt, muss eventuell mit einer gesteigerten Wirkung rechnen, weil das Unterhautgewebe mit dem Insulindepot besser durchblutet wird. Besser nicht kurz vor der Sauna injizieren.

ACHTUNG

Wann sollten Sie auf Sauna verzichten?

- Wenn die Zuckerkrankheit die Nerven beschädigt hat (diabetische Polyneuropathie), sodass das Wärme- und Kälteempfinden in den Beinen beeinträchtigt ist, ist von der Sauna abzuraten. Die Nervenschäden können auch die Blutdruckregulation betreffen. Bei dadurch verursachtem niedrigen Blutdruck: Vorsicht!
- Diabetiker, die zu Blutdruckschwankungen und besonders zu Phasen niedrigen Blutdrucks neigen (Orthostase) sollten sehr vorsichtig sein bzw. in stärker ausgeprägten Fällen auf das Saunieren verzichten.
- Nieren-, Augenschäden und Herzkrankheiten im Zusammenhang mit dem Diabetes sollten Anlass sein, mit dem Facharzt Für und Wider zu besprechen.

Anzustrebender Blutzuckerwert: Auch für Diabetiker gilt: Nicht mit leerem und nicht mit vollem Magen, sondern gut zwischen zwei Mahlzeiten in die Sauna gehen. Der Blutzucker sollte über 6,1 mmol/l liegen. Bei schwankendem Blutzucker gehören selbstverständlich Messgerät und Traubenzucker oder kleine Snacks auf jeden Fall mit in die Saunatasche. Diabetiker, für die Sauna noch Neuland ist und die daher die Reaktionen ihres Blutzuckers noch nicht einschätzen können, sollten sich ebenfalls damit ausrüsten.

Wärme entspannt und senkt den Blutzuckerspiegel, Kälte „stresst“ und steigert ihn. Aber aufgrund der allgemeinen Stoffwechselsteigerung besteht eher die Tendenz, dass der Blutzuckerspiegel sinkt, als dass er steigt.

Vorsicht Fußpilz! Diabetiker sind anfälliger für Fußpilz: Bitte auf jeden Fall Badeschlappen für die Nassbereiche mitnehmen und den Bereich zwischen den Zehen immer besonders sorgfältig abtrocknen.

Kein Tauchbad! Um das Tauchbad dürfen Diabetiker einen Bogen machen, besonders wenn sie einen hohen Blutdruck haben, weil er dann noch stärker steigt. Aber gutes Abkühlen ist auch für sie wichtig, um alle Saunaeffekte mitzunehmen.

Sauna bei Krankheiten und Beschwerden

ACHTUNG

Keine Insulinpumpe!

Eine Insulinpumpe gehört nicht in die Sauna. Die Temperaturen sind für das enthaltende Insulin zu hoch. Eine transportable Insulinpumpe kann draußen lassen, wer mit dem Umgang bestens geschult ist. Bei implantierter Pumpe ist vom Saunabesuch strikt abzuraten.

Depressionen

Das Wechselspiel der Reize in der Sauna wirkt euphorisierend, auch auf Depressive, wenn die Depression nicht sehr stark ausgeprägt ist. Wissenschaftler haben Hinweise darauf, dass im Körper Endorphine frei werden. Diese Botenstoffe heben die Stimmung und wirken auch schmerzlindernd.

Hier zeigt sich besonders das enge Wechselspiel zwischen Körper, Geist und Seele, die über die Signal- und Nervennetzwerke im Körper eng miteinander vernetzt sind. Aufgrund des kräftigen körperlichen Reizes werden die Endorphine frei, die im Gehirn dann mit der Psyche verkoppelt werden. Eine ähnliche Freisetzung von Endorphin wird auch bei anderen Arten der körperlichen Aktivierung beobachtet, besonders bei Ausdaueraktivität. Eine Wanderung und anschließend Sauna können bei milder Depression erstaunliche Effekte haben.

Vielfach wird Depression durch Stress verstärkt. Auch hier kann die Sauna lindernd wirken, indem die angemessene Antwort auf Stress geübt und letzten Endes eine tiefe Entspannung erzielt wird.

Die größte Hürde für Depressive ist es, sich überhaupt zu etwas aufzuraffen. Vielleicht schaffen Sie sich ein „Geländer“ in Form von Terminen – mit Freunden zur Sauna verabreden und außerdem noch einen Aroma-Massage-Termin fix vereinbaren? Vorher noch einen Platz in der angrenzenden Tennishalle reservieren?

Antidepressiva. Wer zur Depressionsbehandlung Lithium einnimmt, sollte sich bewusst sein, dass mit vermehrter Flüssigkeitsausscheidung und anschließendem Trinken auch der Lithiumspiegel schwanken kann. Das heißt keinesfalls, dass man auf Trinken verzichten soll, aber es bedeutet, den Lithiumspiegel am Saunatag und am Folgetag kontrollieren zu lassen, um abschätzen zu können, ob er außerhalb des richtigen Bereichs gerät. Andere Antidepressiva haben den bisherigen Studien zufolge keine Wechselwirkungen mit der Sauna.

TIPP

Streicheleinheiten für die Sinne

Auf die Psyche wirken etliche Reize, die Depressive beim Saunieren mitnehmen können: angenehme Geruchsreize, Farben und Streicheleinheiten auf der Haut.

- Wie wäre es zum Abschluss mit einer Aromamassage?
- Suchen Sie sich Ihren Lieblingsduft für den Aufguss auf – stimmungsaufhellend sind besonders die Zitrusfrüchte und Neroli-Öl.
- Cremen Sie sich zum Schluss mit einer Körperlotion Ihres Lieblingsduftes ein.
- Versuchen Sie einmal das Helarium mit seinen wechselnden Farben.

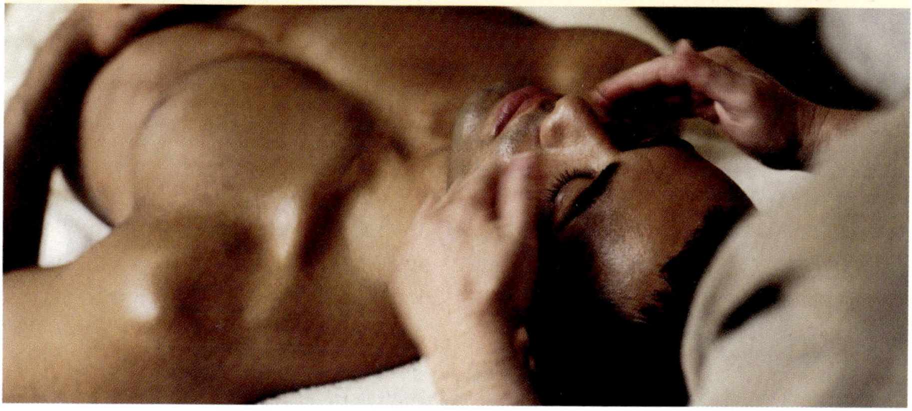

Sauna bei Krankheiten und Beschwerden

Krankheiten des Nervensystems

Epilepsie. Bei Epilepsie reagiert das Gehirn auf Reize, die für die meisten Menschen harmlos sind, ausgesprochen überschießend. Die Nervenreize sind nicht mehr koordiniert. Im Krampfanfall gehen Nervenzellen zugrunde, und die körperliche Reaktion kann ausgesprochen heftig, also ebenfalls gefährdend sein. Deshalb sind die kräftigen Reize der Sauna bei Epilepsie ebenfalls tabu.

Polyneuropathie. Wenn die Temperaturreize über die entsprechenden Nerven nicht mehr von der Haut zum Gehirn geleitet werden, ist die Sauna ebenfalls nicht angebracht. Das ist bei der sogenannten Polyneuropathie der Fall. An einer solchen Störung leiden beispielsweise etliche Diabetiker. Der behandelnde Arzt gibt Rat, ob Saunieren noch möglich ist oder nicht.

Multiple Sklerose. Eine Besonderheit wird bei Multipler Sklerose beobachtet: Akute Hitze wie in der Sauna kann vorübergehende Ausfälle der Nervenfunktion auslösen. Das ist kein neuer Schub, und es tritt auch nicht bei allen Patienten mit Multipler Sklerose ein. Wer auch bei anderen Situationen, in denen die Körpertemperatur steigt (Fieber, Sport, Sommerhitze), etwas Vergleichbares kennt, sollte dann eher auf die Sauna verzichten. Bei allen Krankheiten, die mit einer Schädigung des Nervensystems einhergehen, ist Vorsicht geboten.

ACHTUNG

Vorsicht bei folgenden Medikamenten

Bestimmte Medikamente, die auf das Nervensystem einwirken, können die Temperaturregulation stören.

- **Neuroleptika:** Hierzu gehören Medikamente gegen Psychosen (Neuroleptika). Unter einer entsprechenden Medikation ist Saunieren nicht ratsam.
- **Anticholinergika:** Wenn Sie Anticholinergika einnehmen, welche bei Lungenkrankheiten, Blasenstörungen und bei der Parkinsonkrankheit eingesetzt werden, sollten Sie Ihren Arzt fragen, ob sie saunieren dürfen.

Störungen der Nieren und ableitenden Harnwege

Auch die Nieren haben mit der Sauna zu tun: Wenn mehr Flüssigkeit über die Haut verloren geht, müssen sie vermehrt Flüssigkeit zurückbehalten, den Harn also stärker konzentrieren.

Nieren- oder Blasensteine

Wenn man mehr Flüssigkeit über die Haut verliert, bleibt weniger übrig, um Nieren und Blase durchzuspülen. Der Harn wird konzentrierter. Bei Nieren- oder Blasensteinen ist ein hochkonzentrierter Harn nachteilig, denn bei hohen Konzentrationen kristallisieren die Mineralstoffe aus und lassen die Steine wachsen. Wer Nieren- oder Blasensteine hat, sollte vor und nach dem Saunieren bewusst insgesamt etwa einen Liter mehr trinken, mindestens zwei bis zweieinhalb Liter über den ganzen Tag.

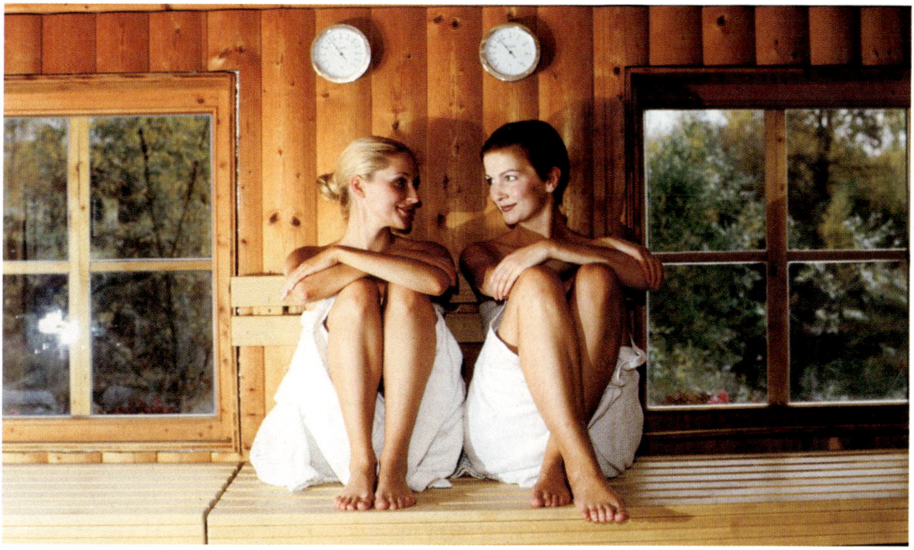

▲ Regelmäßiges Saunieren trainiert die Abwehr und beugt Blasenentzündungen vor.

Die beste Richtlinie ist das Aussehen des Urins: Er soll den ganzen Tag über hell und klar sein. Wird er dunkel oder milchig, ist die Konzentration zu hoch. Und das gilt nicht nur für Saunatage!

TIPP

Das richtige Mineralwasser trinken

Mit richtig ausgewähltem Mineralwasser kann man dazu beitragen, dass Steine kleiner werden: Bei den häufigsten Steinen, den Kalziumoxalatsteinen (verursacht durch zu wenig Flüssigkeit), eignen sich besonders kalziumarme, aber magnesiumreiche Mineralwässer gut, auch eine Ansäuerung mit Zitronensaft ist günstig oder ein „Säuerling“ (saures Mineralwasser). Bei Harnsäuresteinen sind alkalische Wässer gut geeignet, bei Phosphatsteinen ebenfalls saure Mineralwässer.

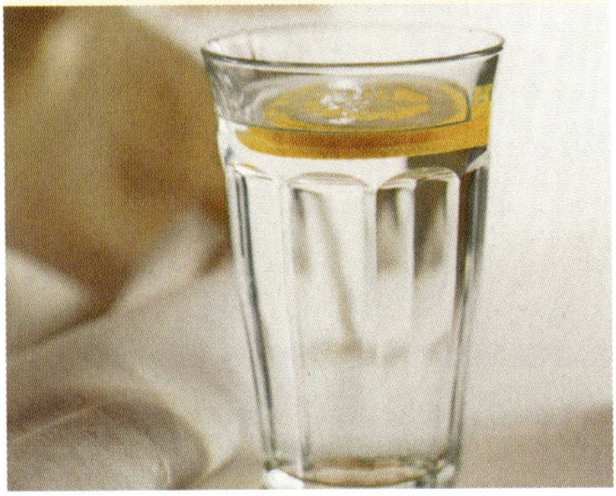

Wer regelmäßig sauniert, der übt das angemessene Schwitzen. Das bedeutet, dass ein Saunageübter im Sommer eventuell mehr schwitzt (= Flüssigkeit) verliert als Ungeübte. Besonders Steinträger sollten dann ganz bewusst darauf achten, immer so viel zu trinken, dass der Harn bis auf morgens früh „dünn“ bleibt.

Chronische Blasenentzündungen

Die Blase ist bei Frauen nur über die sehr kurze Harnröhre mit der Außenwelt verbunden, weshalb Keime nur einen kurzen Weg zurücklegen müssen, um gute „Wohnbedingungen“ vorzufinden.

Normalerweise reicht die regelmäßige Blasenentleerung aus, um eingedrungene Keime auszuschwemmen. Bei Abflusshindernissen wie Steinen kann es aber sogar bei Männern zur Blasenentzündung kommen. Bei Mädchen und Frauen kann auch eine Abwehrschwäche zu immer wiederkehrenden Blasenentzündungen führen. Die Abwehr wird zum Beispiel durch Unterkühlung gestört.

TIPP

Regelmäßiges Saunieren fördert die Abwehr, aber es kann nicht jede gesundheitsschädliche Modeerscheinung ausbügeln: Minirock und bauchfreie Tops bei winterlichen Temperaturen werden immer den Blasenbereich unterkühlen!

Eine gut eingeübte Temperaturregulation und die Anregung der Infektabwehr, wie sie die Sauna bietet, tragen also zum Vorbeugen sinnvoll bei.
Wichtig ist außerdem, immer reichlich zu trinken, um die Blase regelmäßig durchzuspülen. Auch die Hygiene ist hier sehr wichtig, denn es ist nicht weit zum Darmausgang und zur Scheide.

Nierenschwäche, Nierenversagen

Bei Nierenversagen werden belastende Abbauprodukte des Körpers, die ihn über den Urin verlassen sollten, durch die Haut ausgeschieden. Dort können sie einen unerträglichen Juckreiz hervorrufen. Das Schwitzen fördert diese Entgiftung, und viele Betroffene berichten, dass sich dadurch der ansonsten schlecht beeinflussbare Juckreiz mildert. Auch kann das Saunieren vor allem in Anfangsstadien den Blutdruck senken, der häufig aufgrund der Nierenkrankheit erhöht ist.

Bei fortgeschrittener Krankheit sollte aber auf jeden Fall der Arzt in die Entscheidung zum Saunieren einbezogen werden. Vom Krankheitsstadium hängt es ab, was und wie viel man trinken muss: Einige Patienten sollen besonders viel trinken und müssen dann die durch Sauna verlorene Flüssigkeit noch zusätzlich ersetzen. Andere müssen sich stark einschränken mit der Flüssigkeitszufuhr, weil die Niere sie nicht mehr ausscheiden kann. Ob hier dann aber etwas mehr Flüssigkeit erlaubt ist, weil die Niere entlastet wird, wenn auch über die Haut Wasser und Mineralstoffe aus dem Körper entfernt werden, das muss vom Einzelfall abhängig gemacht werden. Denn auch der Mineralhaushalt sollte kontrolliert bleiben.

Weil der Blutdruck und das Herz durch die Nierenkrankheit mit beeinflusst werden, gilt auch der dort jeweils gegebene Rat, z. B. auf das Tauchbad zu verzichten oder die Phase in der heißen Kabine abzukürzen.

Sauna bei Krankheiten und Beschwerden

Bei welchen Schmerzen ist Sauna hilfreich?

Die Sauna ist ein kräftiges Anspannungs-Entspannungs-Training, und auf diese Art reguliert sie Funktionsstörungen, bei denen dieser Ausgleich nicht mehr klappt. Solche Funktionsstörungen werden häufig durch Schmerzsyndrome signalisiert: Bauch- oder Unterleibsschmerzen, Rückenschmerzen oder Kopfschmerzen. Das Saunieren kann dazu beitragen, die Funktionen wieder zu harmonisieren.

Kopfschmerzen

Spannungskopfschmerz: Der Spannungskopfschmerz, ein eher schlecht zu lokalisierender, dumpfer Schmerz, der über Stunden oder Tage anhalten kann, wird durch Saunieren oft sehr günstig beeinflusst.

Migräne: Die Migräne dagegen, charakterisiert durch anfallsartigen, meist einseitigen Kopfschmerz, kann sich durch Sauna verschlechtern, wenn sie in der Phase des bereits eingetretenen Schmerzes vorgenommen wird. Im Migräne-Vorstadium, das durch Vorboten (Aura) wie Blässe, Appetit- und Befindensstörungen gekennzeichnet ist, lässt sich ein Anfall durch Sauna eventuell noch stoppen.

Da der Migräne eine Gefäßfehlregulation zugrunde liegt, kann man versuchen, den Organismus durch regelmäßiges Saunieren zu stabilisieren. Nehmen Sie jedoch davon Abstand, wenn Wärme diese speziellen Kopfschmerzen verschlimmert.

ACHTUNG

Kopfschmerz und Migräne durch Saunieren?

Bekommen Sie erst durch das Saunieren Kopfschmerzen oder Migräne, was durchaus nicht selten beschrieben wird, haben Sie sich vermutlich zu viel zugemutet. Entweder waren die Reize zu krass, oder Sie sind ausgetrocknet. Saunieren Sie kürzer, mit weniger Gängen, kühlen Sie systematischer ab und trinken Sie bewusster. Viele Migräne-Patienten trinken generell viel zu wenig!

Andere Schmerzsyndrome

Wärme und Kälte sind seit Urzeiten bewährte Schmerzmittel. Kälte ist meistens bei akuten Schmerzen hilfreich, Wärme dagegen eher bei chronischen Schmerzen im Zusammenhang mit Verspannungen. Wenn sich die Muskulatur entspannt, kann der Teufelskreis aus Schmerz – Verspannung – verminderter Durchblutung – vermindertem Abtransport von Abfallstoffen – weiterem Schmerz durchbrochen werden. In einer gründlichen Abkühlungsphase werden zusätzlich die schmerzlindernden Endorphine frei, gleichzeitig kommt es zur Entzündungshemmung.

Anders ist es in der chronischen Phase oder bei Muskelschmerzen aufgrund von Fehlbelastungen oder -haltungen. Ganz besonders wirkungsvoll ist es hier, die Sauna mit einer Massage zu kombinieren. Sie fühlen Ihre Muskeln regelrecht aufatmen. Gute Wirkungen zeigt die Sauna beispielsweise auch beim Schmerzsyndrom Fibromyalgie, wenn betroffene Frauen regelmäßig saunierten.

Einige Menschen mit rheumatoider Arthritis und Fibromyalgie erleben zwar in der Sauna eine Schmerzlinderung, aber einen Tag später beobachten sie eine Schmerzverschlechterung. Wenn das auf Sie zutrifft, sollten Sie die Abkühlungsphase besonders beachten: oft lässt sich diese „Nachschwankung" durch eine gründliche Abkühlung vermeiden.

Auf der folgenden Seite finden Sie eine Auflistung, bei welchen Krankheiten und Beschwerden Sauna Ihnen gut tut, wann Sie vorsichtig sein müssen und in welchen Fällen Sie ganz darauf verzichten sollten.

ACHTUNG

Aktivierte Arthrose und Arthritis

Schmerzen aufgrund akuter Entzündungsprozesse, die sich an Rötung und Überwärmung zu erkennen geben, werden durch Wärme noch schlimmer.
Bei so genannten aktivierten Arthrosen mit akuten Schmerzen, bei Arthritis und bestimmten aktiven Rheumaformen dürfen Sie nicht saunieren.

Überblick: Sauna und Krankheit

Die folgende Tabelle zeigt Ihnen auf einen Blick, wann Sauna verboten, mit Einschränkung geeignet oder sogar besonders empfohlen wird.

Saunaverbot bei	▪ Fieber ▪ akuten Entzündungen (v. a. an Haut, Organen, Gelenken und Blutgefäßen) ▪ nicht stabilen/ausgeglichenen Krankheiten des Herzens und der Blutgefäße ▪ zehrenden Krankheiten wie Krebs im zehrenden Stadium, nicht ausgeheilter Tuberkulose ▪ Epilepsie und epilepsieähnlichen Krampfanfällen ▪ nicht eingestellter Schilddrüsenüber- oder Unterfunktion ▪ Medikation mit Neuroleptika
Sauna nur mit Einschränkungen und nach ärztlichem Rat bei	▪ schweren Regulationsstörungen des Nervensystems ▪ „Wärme-Allergie", „Kälte-Allergie" ▪ hohem Blutdruck, Herzkrankheiten ▪ stärkeren Durchblutungsstörungen des Gehirns ▪ schweren Leber- und Nierenveränderungen ▪ Einnahme von Anticholinergika
kein Verbot bei	▪ Zuckerkrankheit ▪ Bluthochdruck, wenn er gut eingestellt ist ▪ Depressionen ▪ grünem Star ▪ Krampfadern und Hämorrhoiden ohne akute Entzündung
ausgesprochene Sauna-Empfehlung bei	▪ chronischen Infekten der oberen Atemwege, chronischer Bronchitis ▪ Asthma bronchiale ▪ nicht aktiven rheumatischen Krankheiten ▪ Arthrosen und degenerativen Wirbelsäulen-Krankheiten ▪ Durchblutungsstörungen der Beine in den ersten Stadien ▪ Neigung zu niedrigem oder hohem Blutdruck ▪ „Regulationsstörungen" (funktionellen Organstörungen) ▪ chronischen Entzündungen der weiblichen Unterleibsorgane ▪ depressiver Verstimmung

Sauna bei Herz- und Kreislaufstörungen

Dass sich das Herz in der Sauna anders verhält als im Liegestuhl, spürt man schnell: Der Herzschlag wird schneller, er kann sogar doppelt so schnell werden. Trotzdem ist die Herzarbeit in der Sauna kaum höher als im Alltag. Dadurch, dass sich zahlreiche Blutgefäße in der Haut öffnen, sinkt der Widerstand im Gefäßsystem, gegen den das Herz arbeiten muss, um etwa 40%. Messbar ist das an einem niedrigeren unteren (diastolischen) Blutdruckwert. Der obere (systolische) Blutdruckwert bleibt in der heißen Phase unverändert. Insgesamt steigt die Herzarbeit kaum an.

Wir sind aus dem Alltag gewohnt, dass eine erhöhte Belastung mit einem schnelleren Puls einhergeht. Umgekehrt schließen wir dann in der Sauna: „Hoppla, mein Herz rast, also ist die Belastung hoch". Das stimmt nicht, denn es handelt sich eben nicht um Alltag, sondern um eine Situation, in der das Herz schneller schlagen muss, aber gegen weniger Widerstand – wie ein Auto, das bergab rollt. Die richtig angewendete Sauna – dazu gehört die Heiß- und die Kaltphase – belastet das Herz wenig. Aber die Anpassungsfähigkeit des Herzens wird in der Sauna trainiert.

Hoher Blutdruck

In der Heißphase der Sauna bleibt der obere Blutdruckwert zwar gleich, der untere sinkt aber deutlich, sodass auch der Mittelwert sinkt. Das ist günstig bei Bluthochdruck (Hypertonie) – allerdings ist dieser Effekt nur auf wenige Minuten begrenzt. Langfristig sinkt nicht organisch bedingter Bluthochdruck durch Entspannung.

Positive Effekte

Was die Sauna langfristig für Bluthochdruckkranke geeignet macht, ist das Regulationstraining, das Entspannungstraining und der geübtere Umgang mit Stressfaktoren aller Art. Bei Hypertonikern, die regelmäßig zweimal in der Woche je zwei Gänge saunierten, sank der Blutdruck über längere Sicht. Allerdings: der Druck steigt erneut, wenn man mit dem Saunieren wieder über längere Zeit aussetzt.

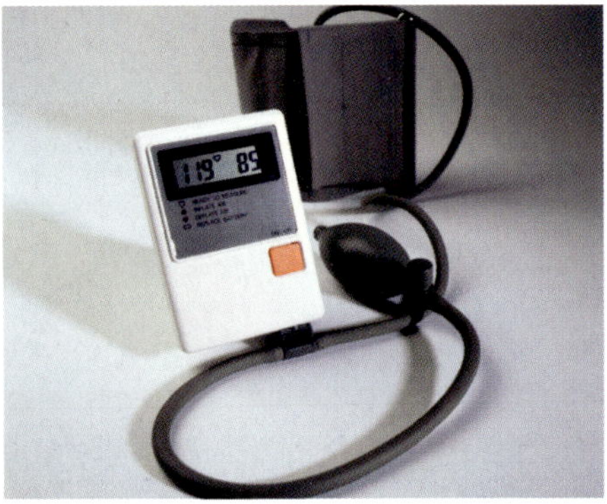

Einzige Voraussetzung für das Saunieren bei Bluthochdruckpatienten: Der Blutdruck muss behandelbar und vernünftig eingestellt sein, besonders, wenn er mit einer Nierenkrankheit im Zusammenhang steht.

ACHTUNG

Zwei Regeln sind wichtig

Bitte machen Sie kein kaltes Tauchbad, denn es steigert den Blutdruck schlagartig – einmal durch den umgebenden Wasserdruck und mehr noch, weil sich die Blutgefäße in der Unterhaut rasch zusammenziehen und das Blut nach innen in die Gefäße drücken. Zum Zweiten sollten Sie Blutdruckmedikamente nicht kurz vor der Sauna einnehmen. Betablocker verlangsamen den Herzschlag, sodass das Herz in der Sauna nicht so deutlich schneller wird wie ohne diese Medikation. Das ist wenig problematisch. Aber es kann beim Aufstehen und in der Abkühlphase zu einem stärkeren Blutdruckabfall kommen, daher bitte die „Wadenpumpe“ und das langsam vorbereitete Aufstehen nicht vergessen.

Niedriger Blutdruck

Bei niedrigem Blutdruck treten akute Beschwerden auf, wenn Blut in den Venen versackt. Die Betroffenen verspüren dann ein Schwindelgefühl, weil nicht genug Blut das Gehirn erreicht. Die Venenmuskulatur und damit die Venenspannung werden durch die Abkühlung trainiert, sodass auch niedriger Blutdruck vom Saunieren profitieren kann.

Jedoch sind zwei Situationen zu unterscheiden:

- Ein regelmäßig „anlagebedingt" niedriger Blutdruck ohne weitere Beschwerden. Hier achtet man einfach darauf, die Situationen, in denen der Blutdruck absinkt (aufstehen, aus der Kabine gehen, aufrechte Körperhaltung in der Abkühlphase), besonders gut vorzubereiten, indem man die Beine, in denen das Blut versacken kann, in Bewegung hält.
- Wenn der Blutdruck nur zeitweilig sehr stark abfällt, wodurch es zu Beschwerden wie Schwindel kommt (Orthostase), kann es sich um eine Funktionsstörung handeln, die sich mit regelmäßigem Saunieren bessern lässt. Die Orthostase kann aber auch auf organischen Störungen der Ner-

TIPP

Was Sie bei zu niedrigem Blutdruck beachten sollten

- Die Beine sollten nicht herabhängen, sondern entweder sauniert man im Liegen oder zieht die Füße auf die Bank, auf der man sitzt.
- Das Aufstehen wird gut durch Aktivieren der Wadenpumpe vorbereitet.
- In der Abkühlphase ist es wichtig, stets in Bewegung zu bleiben und auf keinen Fall reglos herumzustehen!
- Flüssigkeit ersetzt man am besten in Form einer salzigen Suppe, weil das Salz Flüssigkeit im Körper zurückhält und damit den Blutdruck steigert.
- Unterlassen Sie alles, was den Kreislauf überfordern kann:
  - Nicht mit vollem Magen in die Sauna,
  - immer ausreichend trinken,
  - keinen Alkohol vor, während oder nach der Sauna trinken,
  - nicht zu zaghaft abkühlen,
  - keine Pseudo-Abkühlung im Schwimmbecken unter Bewegung.
- Falls bei Ihnen Schwindelgefühle auftreten, die sich durch Bewegung nicht beheben lassen: so rasch wie möglich in normaler Temperatur flach hinlegen oder sogar die Beine über das Niveau des Kopfes heben, damit Blut zurück in den Kopf fließen kann.

venregulation beruhen – das wird beispielsweise bei Diabetikern beobachtet. In diesen Fällen ist eine Besserung durch Sauna eher unwahrscheinlich, und weil die normale Regulation nicht mehr besteht, kann die Sauna hier sogar eventuell gefährlich werden.

Venenleiden

Manchmal sagen sogar Ärzte, bei Krampfadern oder Besenreisern – ihrer kleineren, oberflächlichen Variante – und bei der venösen Abflussstörung sei die Sauna nicht geeignet, weil die Hitze die Blutgefäße erweitere. Das stimmt so nicht. Krampfadern entstehen, weil

1. das Bindegewebe der Venen zu schlaff ist und
2. sich Blut in den Venen staut, in der Regel aufgrund der Schwerkraft, also im Stehen oder langen Sitzen.

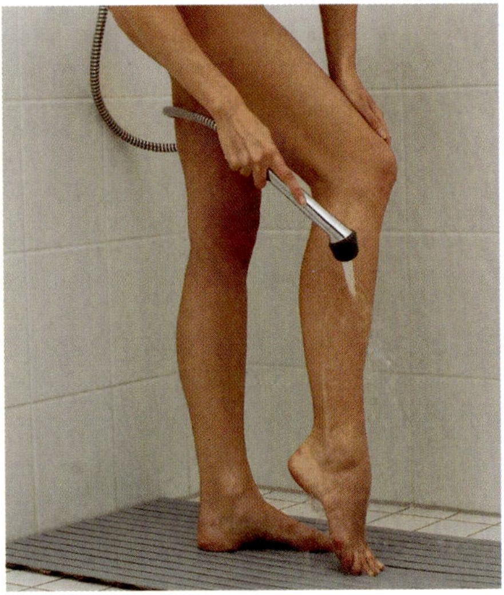

Venentraining: Gießen Sie Ihre Beine sofort nach dem Verlassen der Kabine kalt ab.

Positive Effekte

- In der Hitze ist der Blutfluss beschleunigt. Die Adern mögen besser sichtbar werden (weil sie mehr Blut transportieren müssen), aber der Blutstau wird geringer.
- Die Kälte trainiert die Venen, sich besser zusammenzuziehen. Bereits erschlaffte Venen allerdings können nicht mehr trainiert werden. Sie bleiben erschlafft, aber dehnen sich auch kaum noch weiter aus.

So saunieren Sie bei Venenleiden richtig

- Lassen Sie Ihre Beine nicht herabhängen.
- Fußkreisen empfiehlt sich nicht nur kurz vor dem Aufstehen, sondern auch zwischendrin.
- Achten Sie generell auf eine ausreichend lange Abkühlphase.
- Bei Krampfadern empfinden es viele als angenehm, deutlich veränderte Hautbezirke in der Saunakabine durch ein feucht-kaltes Tuch abzudecken. Bitte nur so lange, wie das Tuch kühler ist als die Haut! Denn Feuchte leitet Wärme sogar noch besser als Luft.

Hämorrhoiden

Auch Hämorrhoidenbeschwerden gehören zu den Venenleiden. Hier sind Venen am Darmausgang erschlafft. Das Saunieren ist hier ebenfalls erlaubt, außer bei akuten Entzündungen der Knoten, oder wenn der Betroffene subjektiv findet, dass ihm das Saunieren nicht gut tut.

ACHTUNG

Wann Sie auf Sauna verzichten sollten

- Bei **akuten Entzündungen in einer Krampfader (Phlebitis)** verzichten Sie bis zum Abklingen auf die Sauna.
- **Nach einer Thrombose** ist Sauna wieder erlaubt, sobald der Thrombus „vernarbt“ (organisiert) ist.
- Nach **Verödungsbehandlungen**, auch mit Laser, erteilt der Arzt Auskunft, wann die Sauna wieder sinnvoll ist, damit der gesteigerte Blutstrom die verschlossenen Krampfadern nicht wieder öffnet.
- Die Neigung zur **Gerinnselbildung (Thrombose)** wird durch Sauna nicht belegbar gesteigert. Vermeiden Sie aber eine Bluteindickung, indem Sie ausreichend trinken.
- Die **chronische venöse Insuffizienz** mit „schweren Beinen“, Neigung zum Anschwellen der Beine oder sogar Neigung zu offenem Unterschenkel kann mit oder ohne Krampfadern auftreten. Sie beruht auf einem dauerhaft beeinträchtigtem venösen Abfluss, z. B. als Spätstadium nach einer Thrombose. Selbst die kurze Heißphase könnte zu viel werden. Einen Hinweis darauf haben Sie, wenn auch warme Wannenbäder über 30 °C zu Stauungsbeschwerden führen.

Sauna bei Krankheiten und Beschwerden

Angina pectoris und Herzinfarkt

Eine Verengung der Herzkranzgefäße oder ein zurückliegender Herzinfarkt sind erst einmal kein Grund, auf das Saunieren prinzipiell zu verzichten. Regelmäßiges Saunieren senkt den Blutdruck und wirkt damit günstig gegen einen Risikofaktor für Herzkrankheiten, aber es senkt offenbar auch die Menge an Entzündungsbotenstoffen und steigert die Konzentration an antientzündlichen Botenstoffen.

Die Arterien verstopfen nicht nur durch „Verkalkung" und Fettablagerungen (Cholesterin und andere Fette), sondern auch Entzündungsreaktionen in der Blutgefäßwand spielen eine Rolle. Sauna wirkt dem entgegen.

INFO

Wie belastend ist Saunieren für das Herz?

Studien an Patienten vier bis sechs Wochen nach Herzinfarkt zeigten, dass die Sauna wenig riskant ist. Zwar traten bei 8% Rhythmusstörungen auf, dagegen aber bei 18% der Patienten, die ein Ergometertraining unter fast maximaler definierter Belastung vornahmen, wie sie für Rehabilitationsprogramme üblich sind. Die Belastung der Heiß- und der Kaltphase entspricht etwa 50–75 Watt auf dem Fahrradergometer. Diese Leistung ist die untere Grenze für die Teilnahme an einem Reha-Programm.

117 Patienten wurden zehn Jahre nach einem Herzinfarkt beobachtet. Nur bei einem traten Herzschmerzen in der Sauna auf (dann sollte man sie selbstverständlich beenden), während 60% über Herzschmerzen während Aktivitäten des täglichen Lebens berichteten.

Eine aufwendige amerikanische Studie untersuchte Saunabadende mit Herzkranzgefäßerkrankung mit Hilfe einer Szintigraphie, und auch hier zeigten sich wesentlich weniger Auffälligkeiten beim Saunabaden als unter Gymnastik oder anderer körperlicher Aktivität.

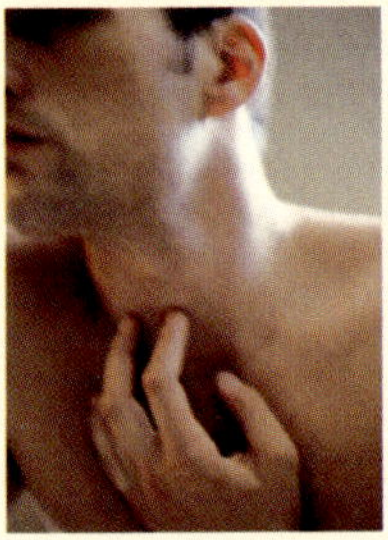

Entscheidungshilfen für oder gegen Sauna

- Wichtig ist, dass die Situation kontrolliert, also nicht unberechenbar ist. Also: eine „instabile" Angina pectoris muss erst im Griff sein.
- Unter Medikamenten dürfen bei Alltagsbelastung keine Herzschmerzen auftreten.
- Der Blutdruck darf nicht überraschend hoch oder niedrig sein.
- Schwere Herzrhythmusstörungen sind ein Grund, auf die Sauna zu verzichten. Ob es sich um leichtere oder schwere Rhythmusstörungen handelt, teilt der Arzt mit.
- Unter gut eingestellter Medikation ist Saunieren möglich, nur sollten die Medikamente nicht unmittelbar vor der Sauna eingenommen werden (zu Nitropflastern siehe Kasten S. 99).
- Herzkrankheiten werden in Stadien I bis IV eingeteilt.
  - Stadium I sind Veränderungen, die sich nur durch spezielle Diagnostik, aber noch nicht durch Beschwerden bemerkbar machen.
  - Stadium II sind spürbare, aber noch nicht stark einschränkende Beschwerden.
  - In den Stadien I und II ist Saunieren im Allgemeinen bestens geeignet, um Anregung, Entspannung und Wohlbefinden zu erreichen.
  - Stadium III bedeutet Beschwerden bei geringer Belastung, Stadium IV bereits in Ruhe.
- Ein Herzschrittmacher ist kein Grund, die Sauna zu meiden. Das Gerät hält die Temperatur in der heißen Kabine problemlos aus. Aber abhängig vom Grund, warum der Herzschrittmacher implantiert wurde, rät der Arzt möglicherweise ab. Fragen sollte man ihn auf jeden Fall, denn wenn es sogar Menschen gibt, die mit implantiertem Herzschrittmacher Marathon laufen, dann muss man sich den Saunaspaß nicht auf jeden Fall vorenthalten.

Empfehlungen für Herzkranke

- Die Hitze ist auf der mittleren Bank nicht so extrem wie auf der obersten, sodass Herzpatienten geraten wird, sich auf die mittlere Bank zu legen oder zu setzen.
- Nach einem Herzinfarkt oder einer Herzoperation sollte man zwei bis drei Monate warten, bis man sau-

Sauna bei Krankheiten und Beschwerden

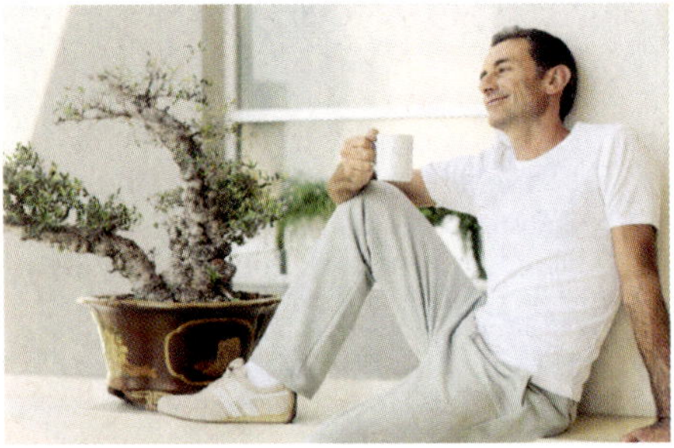

▲ Gestresste Herzpatienten müssen entspannen lernen.

niert, oder zumindest so lange, bis auf dem Fahrradergometer 75 Watt problemlos geleistet werden können.

- Für Herzkranke empfiehlt es sich sehr, zwischen den Saunagängen eine Ruhepause einzulegen, bis zu 45 Minuten. Das ist für Gesunde nicht unbedingt notwendig, aber ebenfalls angenehm. Die Sauna soll ja nicht nur als Gefäßtraining dienen, sondern auch die typischen „Managertypen", die unter andauerndem Hochdruck stehen, zur Entspannung und Ruhe bringen.
- Systematisch untersucht wurde bei Herzkranken (z.B. an der Berliner Charité) die Sauna bei 55 °C und 48 ° relativer Feuchtigkeit, wie sie im Sanarium erzielt wird. Über zehn Wochen sank der Blutdruck deutlich, und auch im Blut bestimmte Entzündungsmarker gingen deutlich zurück. Wer lieber auf der sicheren Seite ist, probiert es also nicht gleich mit der sehr heißen und trockenen „klassischen" Sauna.

Herzschwäche

Verschiedene Studien, auch aus Japan, untersuchten die Sauna bei Herzschwäche. Bisher wurde die Sauna bei Herzschwäche nicht empfohlen, aber es zeigt sich, dass eine solche Einschränkung zumindest in den Anfangsstadien zu vorsichtig war. Das Herz arbeitet in der Sauna gegen einen verringerten Widerstand an. Patienten mit Herzschwäche können sich also durchaus auch die Wohltat eines Saunabades gönnen, wobei es ratsam ist, sanft einzusteigen. In den Studien lag die Saunatemperatur bei 60 °C. Die „kalte" Dusche darf lauwarm sein, Ruhepausen zwischen den Gängen sind empfehlenswert.

Bei Herzschwäche sammelt sich Flüssigkeit im Körper, weil die Pumpe (das Herz) Schwierigkeiten hat, die Flüssigkeit zu bewegen. Flüssigkeitsverlust durch Schwitzen entlastet daher das Herz, aber das Blut soll auf der anderen Seite nicht eindicken. Ausreichend trinken ist also auch hier wichtig; am besten wäre es, sich auf einer sehr exakten Waage vor und nach der Sauna zu wiegen. Eine solche, auf 100 g genau messende Waage ist für Patienten mit Herzschwäche ohnehin sehr ratsam, denn ein Gewichtsanstieg ist ein rascher Hinweis auf Flüssigkeitseinlagerung und das bedeutet eine zunehmende Herzbelastung.

TIPP

Bei Herzschwäche ist der Blutdruck eher niedrig, sodass es besonders wichtig ist, einen weiteren Blutdruckabfall zu vermeiden, also nicht auf einem Fleck stehen, die Beine in Bewegung halten.

Durchblutungsstörungen

Damit die Temperatur richtig reguliert werden kann, müssen sich die Blutgefäße in der Haut ausreichend weit stellen können, und dazu muss der „Nachschub“ vom Herzen her stimmen. Wenn die Arterien bereits deutlich verhärtet sind, reicht der Blutfluss möglicherweise nicht aus, um die Haut gut zu versorgen. Auch der Abfluss muss einigermaßen ungestört klappen.

Solange keine periphere Neuropathie das Schmerzempfinden ausgeschaltet hat, sagt den Betroffenen ein eintretender Schmerz sehr deutlich, wenn der Blutfluss nicht ausreicht und das Sauna-Experiment beendet werden muss.

Bei arterieller Verschlusskrankheit der Beine oder Arme kann in Anfangsstadien die Sauna noch dazu beitragen, die Gefäße zu trainieren und die Durchblutung zu verbessern, aber in späteren Stadien kann die Hitze zu viel sein. Der Arzt sollte hier erster Ansprechpartner sein.

Chronischer Venenstau, der sich an verfärbter Haut über den Unterschenkeln, an geschwollenen Beinen nach längerem Stehen und Schweregefühl zeigt, kann ebenfalls durch Sauna verstärkt werden. Hier fließt dann zwar ausreichend Blut in die Unterhaut, aber bei erschwertem Abfluss nimmt die Stauung zu. Durch gutes Abkühlen hinterher lassen sich in vielen Fällen Beschwerden vermeiden, aber wenn sie sich doch bemerkbar machen, sollte man auf die Sauna verzichten.

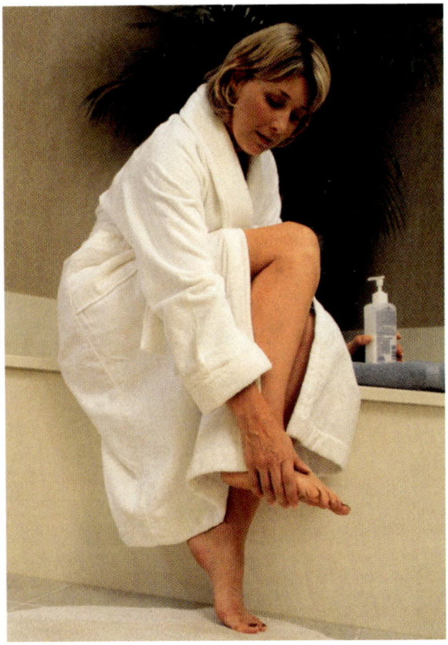

TIPP

Saunieren mit Durchblutungsstörungen

- In der heißen Phase wählt man erst einmal die weniger extremen Varianten, also eher 60 °C als 90 °C.
- Die Abkühlphase kann deutlich sanfter ausfallen als bei Gesunden. Lauwarmes Wasser reicht aus, auf das Tauchbad sollte man ganz verzichten.
- Die Füße und der ganze Körper müssen sich vollständig nach der Kaltphase wieder erwärmen. Tun sie es nicht, dann ist die Sauna nicht geeignet.
- Von vornherein verzichten müssen Menschen, die bereits in Ruhe Schmerzen in den Beinen spüren.
- Genussmittel, die auf die Durchblutung Einfluss nehmen, sollten tabu sein, in erster Linie Alkohol und Nikotin.

◀ In den Anfangsstadien der Durchblutungsstörungen ist die Sauna vorteilhaft, da der Blutgefäßwiderstand sinkt und das Blut besser strömen kann. Auch das Blutgefäßtraining mit der Kaltphase ist erwünscht.

Schlaganfall

Der Schlaganfall ist eine ernste Folge eines hohen Blutdrucks und (oder) verengter Blutgefäße im Gehirn. In der akuten Phase nach einem Schlaganfall oder einem vorübergehenden „Schlägle" ist Sauna tabu. Sobald aber eine stabile Phase eingetreten ist, also der Blutdruck nicht unkontrolliert schwankt, keine Herzattacken und kein Schwindel auftreten, kann man Saunieren erwägen. Es kann über einen günstigen Einfluss auf den Blutdruck etwas dazu beitragen, ein weiteres solches Ereignis zu verhindern, vor allem aber kann es dem Wohlbefinden dienen.

Einen Anhaltspunkt, ob Sauna in Ihrem Falle geeignet ist, gibt die Verträglichkeit von warmen Wannenbädern und die körperliche Belastbarkeit im Alltag. Wenn warme Vollbäder und Treppensteigen bei Ihnen problemlos möglich sind, erscheint auch die Sauna geeignet. Allerdings sollte der behandelnde Arzt in Abwägung aller Details beim einzelnen Patienten beurteilen, ob man sich den Saunaspaß gönnen darf oder nicht. Es ist unbedingt ratsam, nicht allein zu saunieren.

Die Risiken eines Saunabesuchs

Wie hoch ist das Risiko für die am meisten gefürchtete Nebenwirkung der Sauna, den plötzlichen Herztod? In Finnland fand eine Studie das Risiko für Männer

- über 60 Jahren bei 1:400000,
- bei 50–59-Jährigen bei 1:2,5 Millionen und
- bei unter 50-Jährigen bei 1:9 Millionen.

Zum Vergleich: Das Risiko für einen Bewohner der Bundesrepublik, an einem Verkehrsunfall zu sterben, beträgt 1:10000. Das Risiko für einen männlichen, gesunden Sportler unter 35 Jahren, während des Sports an einem plötzlichen Herztod zu sterben, beträgt 0,5–2:100000. Allerdings: Finnen sind saunageübt!

Sauna bei Krankheiten und Beschwerden

Meist liegt – bei der Sauna wie beim Sport – einem solchen plötzlichen Herztod eine unbekannte Herzkrankheit zugrunde.

Häufiger sind Verbrennungen am Saunaofen oder Ertrinken beim Schwimmen zur Abkühlung, wobei meistens Alkoholkonsum eine entscheidende Rolle mitspielte. Das unterstreicht, dass Alkohol, zusätzliche Muskelarbeit und Sauna einfach den Kreislauf zu stark strapazieren können.

Herz- und Kreislaufmedikamente

Die Medikamente, welche Patienten bei Herzkreislaufkrankheiten und hohem Blutdruck einnehmen, wirken sich auf den Herzschlag, den Mineralienhaushalt und die Kreislaufregulation aus.

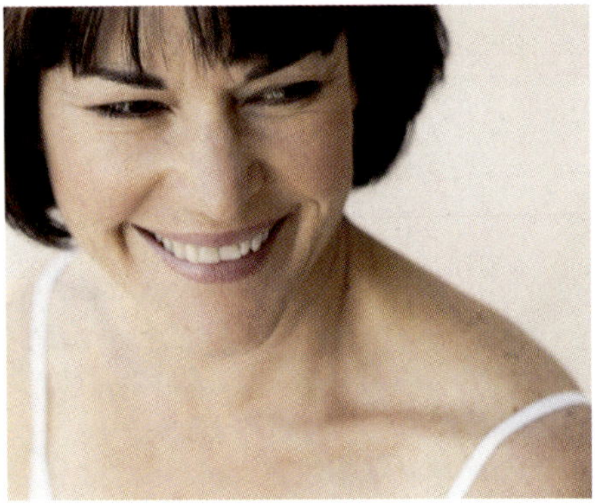

▲ Achten Sie gut auf die Signale Ihres Körpers!

Betablocker beispielsweise verhindern teilweise, dass die Pulsrate steigt. Es ist wichtig, Herzkreislaufmedikamente regelmäßig einzunehmen. Das Saunabad sollte in einigen Stunden Abstand zur Medikamenteneinnahme liegen.

- Besonders Betablocker, Diuretika (harntreibende Medikamente) und Nitrospray sollten nicht unmittelbar vor der Sauna eingesetzt werden.
- Bei Einnahme blutverdünnender Medikamente könnte die Wirkung im geringen Maß gesteigert sein. Eine Dosisanpassung ist offenbar nicht notwendig, aber Experten raten Menschen unter dieser Medikation (Marcumar, Aspirin), noch sorgfältiger als sonst darauf zu achten, sich keine Verletzungen (Abschürfungen, Prellungen) zuzuziehen.

ACHTUNG

Medikamentenpflaster in der Sauna

Pflaster mit Nitropräparaten gegen Herzschmerzen, mit Nikotin, Schmerzmitteln, Hormonen (zur Verhütung oder gegen Wechseljahresbeschwerden) wirken intensiver, weil die Haut wesentlich besser durchblutet wird.

Auf jeden Fall sollte man aufmerksam gegenüber Nebenwirkungen sein: Nitro- und Nikotinpflaster können Kopfschmerzen auslösen. Das Haften ist selten ein Problem, die Pflaster werden auch für extremere Bedingungen konstruiert.

Ein Nitropflaster sollte man vor dem Saunabesuch entfernen, die Sauna senkt ohnehin den Widerstand in den Blutgefäßen, wofür das Nitropflaster sorgen soll.

Am besten legt man den regelmäßigen Pflasterwechsel auf den Saunabesuch. Das alte Pflaster vorher entfernen und das neue nach dem letzten Gang aufkleben.

Die Sauna verbessert den Kontakt zum eigenen Körper. Besonders bei Menschen mit angeschlagener Gesundheit muss als oberste Richtschnur für die Verträglichkeit des Saunierens gelten: Achten Sie auf die Signale, die Ihr Körper gibt, und reagieren Sie entsprechend! Saunieren Sie nicht allein, so lange Sie noch in der „Übungsphase" sind und die Reaktionen Ihres Körpers kennen lernen müssen.

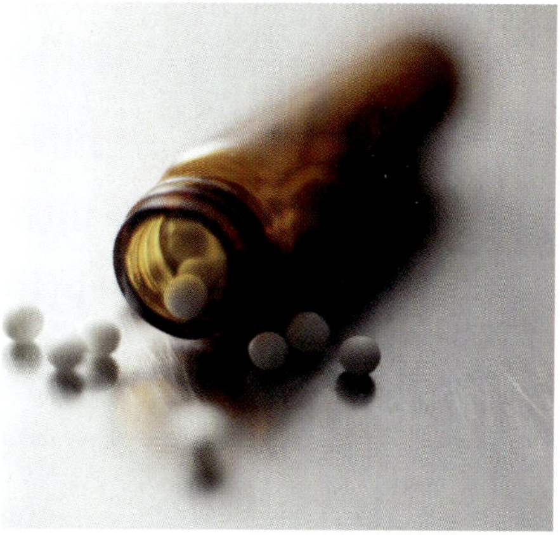

▲ Richten Sie den Zeitpunkt Ihres Saunabesuchs nach Ihrer üblichen Medikamenteneinnahme, nicht umgekehrt!

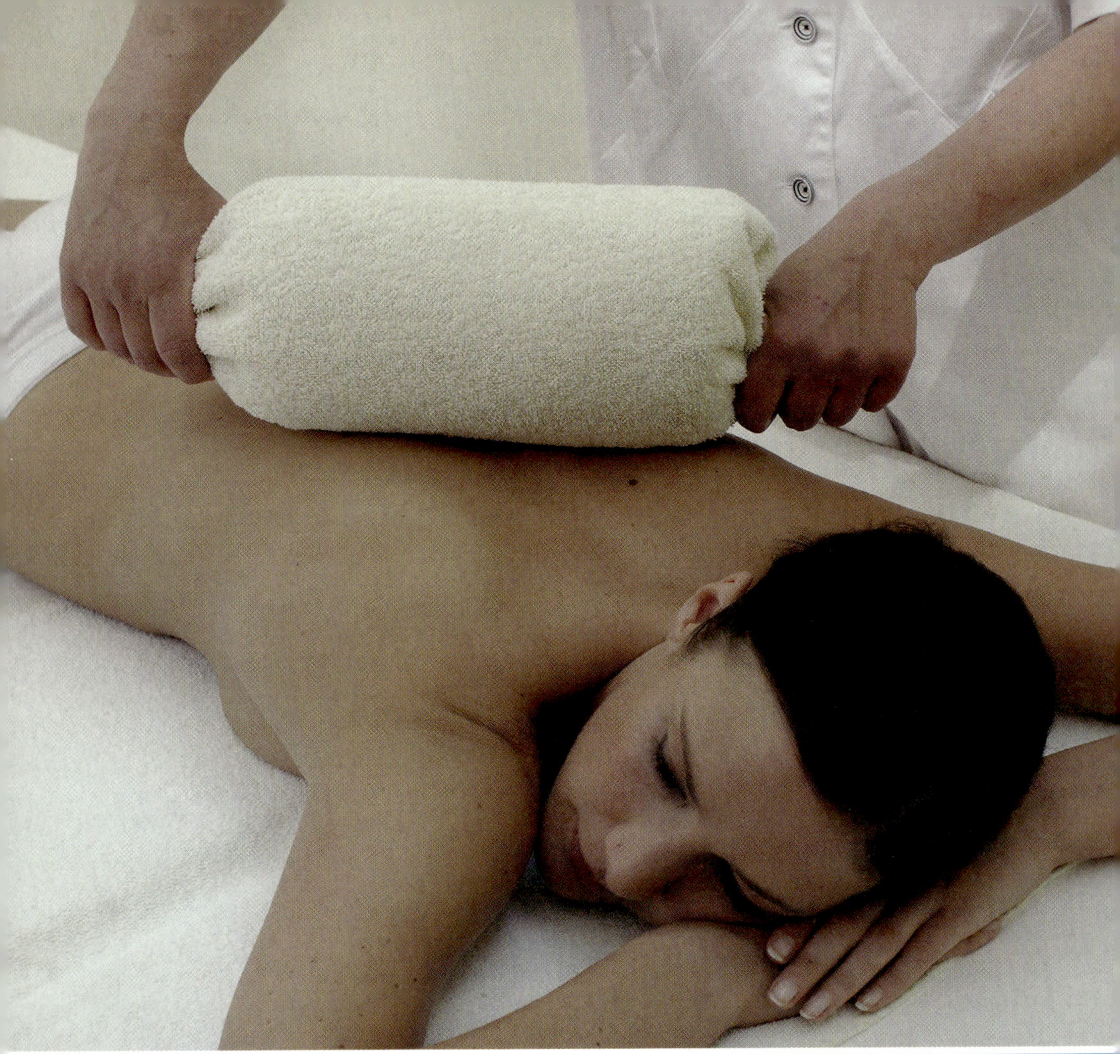

Wellnesstag mit Sauna

Ein Tag, den Sie rundum der Schönheit, der Gesundheit und dem Wohlbefinden widmen – das ist unser Sauna-Wellness-Tag. Sie erwartet eine optimale Einstimmung und Nachbereitung der Sauna und alles, was die Entschlackung unterstützt, der Haut ein Extra gönnt und die Erholung fördert. Besonders eignet sich dieser Tag für einen Urlaubstag mit miserablem Wetter. Viel Spaß!

Leichtes Essen und Bewegung

Saunaneulinge saunieren am besten vormittags, weil sie dann die Abkühlung besser tolerieren – der Körper wärmt von innen stärker als später am Tag. Wenn Sie an Schlafstörungen leiden, legen Sie die Sauna heute so, dass Sie zwei Stunden vor dem Zubettgehen fertig sind. Dann fällt der Beginn Ihres Nachtschlafes mit der entspannenden vegetativen Nachschwankung zusammen.

Wasser mit Apfelessig

Gleich nach dem Aufstehen regt ein Glas Wasser mit Apfelessig und Honig die Verdauung an – schon der erste Schritt zur Entschlackung. Haben Sie keinen Apfelessig zur Verfügung, tut es auch ein anderer Obstessig.

Zutaten für 1 Portion:

- 1 EL naturvergorener Apfelessig
- 1–2 TL Honig
- 1 großes Glas Wasser (0,25 l)

Auf nüchternen Magen trinken.

Das Frühstück

Das Frühstück soll heute besonders mineralien- und vitaminreich sein, aber nicht belasten! Mengen sind hier nicht angegeben, denn es muss nicht unbedingt ein Diät-Tag sein, und Männer brauchen in der Regel sowieso mehr als Frauen. Achten Sie heute besonders darauf, dass Sie bewusst essen und genau dann aufhören, wenn Sie satt sind. Das ist nach 15 bis 20 Minuten der Fall, egal wie viel Sie tatsächlich gegessen haben (wenn Sie nicht nebenher Zeitung lesen oder TV schauen)!

Wellnesstag mit Sauna

Vanille-Joghurt mit Pfirsich oder Galia-Melone

Zutaten für 1 Portion:

- 150 g fettarmer Joghurt
- 1 Pfirsich
- etwas ausgekratztes Mark einer Vanilleschote
- 1 TL Honig
- Zitronenmelisse

Zubereitung:

- Vermischen Sie den Joghurt mit den Zutaten und geben Sie das klein geschnittene Obst hinzu.
- Melonen und Pfirsiche enthalten viel Kalium, das die Ausschwemmung unterstützt. Vanille stimmt euphorisch.

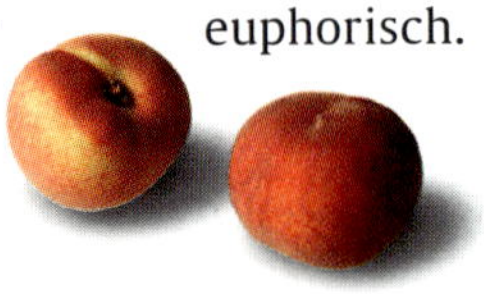

Wer es pikanter mag:

Pikantes Bananen-Melonen-Frühstück

Zutaten für 1 Portion:

- ½ mittelgroße Banane (50 g)
- 1 EL Apfelessig
- 1 kleine Möhre
- 1 Scheibe Honigmelone
- 2 TL fein gehackter Kerbel
- 2 EL Kefir (1,5 %)
- 3 Blätter Eissalat
- Kerbelblättchen zum Garnieren

Zubereitung:

Die Banane längs halbieren, in Scheiben schneiden und im Apfelessig marinieren. Möhren fein raspeln, die Honigmelone schälen, die Kerne entfernen, das Fruchtfleisch in Scheibchen schnitzeln. Den Kerbel dazugeben und alle Zutaten mit dem Kefir mischen. Eine kleine Schüssel mit den Eissalatblättern auslegen, den Salat hineinfüllen und mit den Kerbelblättern garnieren.

Eine Portion enthält:

3,0 g Eiweiß; ‹ 1 g Fett; 22 g Kohlenhydrate; 100 kcal

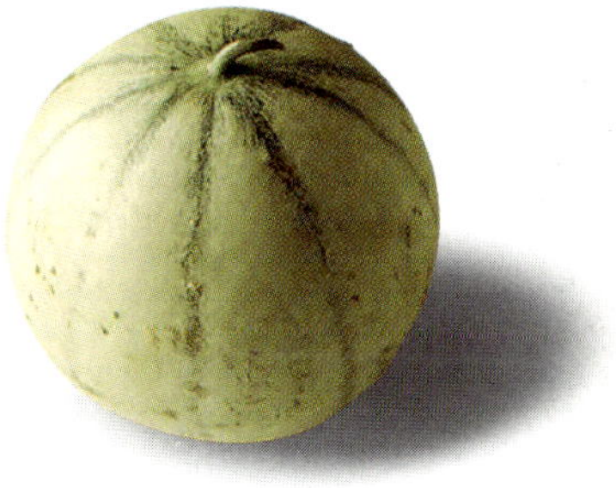

Solange Sie noch spüren, dass Sie gerade gut gefrühstückt haben, gehen Sie noch nicht in die Sauna. Warten Sie mindestens eine halbe, besser eine ganze Stunde.

Der Saft-Kick

Genehmigen Sie sich ein bis zwei Fitness-Drinks über den Tag. Sie sind reich an Antioxidanzien. Diese Stoffe schützen die Zellen vor dem „Oxidieren", also vor Alterung. Da in der Haut mit der besseren Durchblutung das Sauerstoffangebot steigt, sind diese Antioxidanzien nützlich.

Fitness-Drink

Zubereitung:

Gemüse und Obst schälen, in Stücke schneiden und im Entsafter auspressen. Die Samen ohne Fett in einer Pfanne rösten und dazugeben. Klein geschnittenen Dill und die anderen Gewürze zum Drink geben.

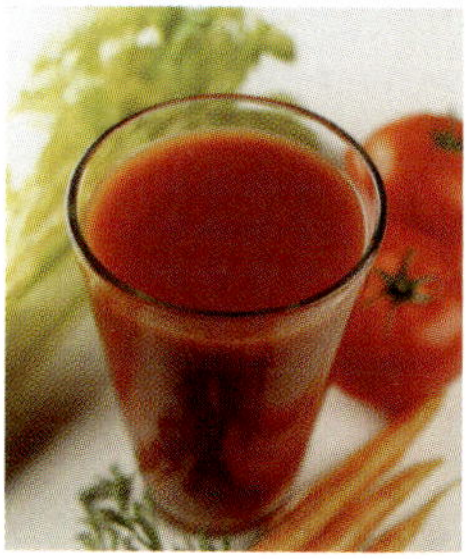

Zutaten für 1 Portion:

- 1 Rote Bete
- 1 Apfel
- 2 Möhren
- 1 TL Koriander
- 1 TL Sesamsaat
- 1 TL Dill (frisch oder TK)

Wellnesstag mit Sauna

Fitness-Trunk für Sportler

Zutaten für 1 Portion:

- 150 ml Multivitaminsaft
- ½ Banane
- 1 EL Reisflocken
- 1 EL Magerquark
- 1 EL frisch gepresster Zitronensaft
- 1 Prise Zimt
- 1 Prise Salz

Zubereitung:

Die Banane klein schneiden, zusammen mit den restlichen Zutaten im Mixer verquirlen.

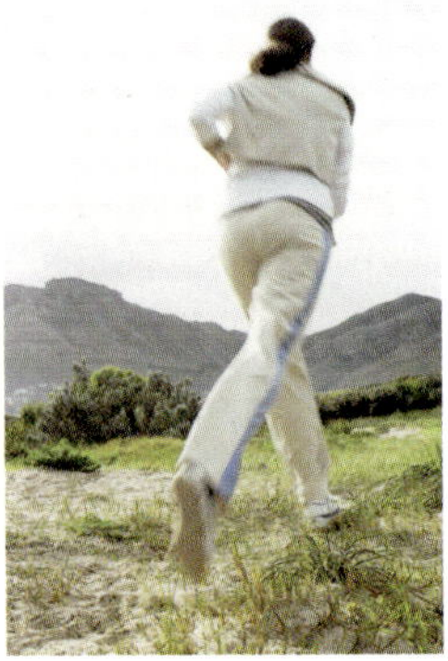

▲ Wenn Sie Sport treiben wollen, sollten Sie das grundsätzlich vor dem Saunieren machen.

Lust auf Bewegung?

Wenn Sie Ihr Saunaprogramm lieber auf den Nachmittag verlegen, können Sie vormittags auch der Bewegung frönen: Schwimmen, Tennis, Radeln, die Inline-Skater auspacken, Nordic Walking ... Kontrollieren Sie Ihren Puls im Anschluss an das Sportprogramm – bevor Sie saunieren, soll er auf unter 100 Schläge/Minute abgefallen sein. Je besser Sie trainiert sind, desto schneller geht das.

Trinken Sie über den Vormittag eine Flasche Mineralwasser mehr als sonst. Unmittelbar vor der Sauna hat das Trinken jedoch keinen Sinn (außer, Sie sind sehr durstig vom Sport). Dörren Sie sich nicht aus. Die Entschlackung würde dadurch nicht besser, aber die Sauna weniger gut verträglich.

Das Mittagessen

Das Mittagessen mit Reis und Gemüse hilft beim Ausschwemmen und belastet nicht. Sie können es vorbereiten und abgekühlt essen, wenn Sie aus der Sauna kommen. Oder vorher, denn mit knurrendem Magen sollen Sie die Sauna auch nicht aufsuchen.

Zucchini-Reis-Salat

Zubereitung:

Zucchini putzen, in Stücke schneiden. Suppenwürfel in kochendem Wasser auflösen. Zucchini darin 2 Minuten blanchieren, dann herausnehmen. Mit Essig und Öl marinieren. Zwiebel und Knoblauch schälen und würfeln. Mit Reis in die kochende Suppe geben, zugedeckt ca. 30 Minuten ausquellen lassen. Tomaten und Schafskäse würfeln, Oliven entsteinen, klein schneiden. Alles zu den Zucchini geben und mischen. Mit Petersilie bestreuen.

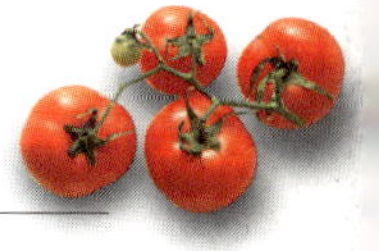

Zutaten für 2 Portionen:

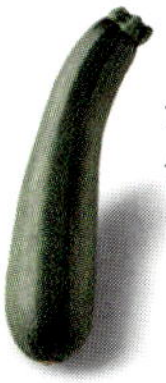

300 g	Zucchini
2	Tassen Wasser
1	Würfel Klare Suppe
1 ½ EL	Essig
1 ½ EL	Salatöl
½	Zwiebel
½	Knoblauchzehe
1	Tasse parboiled Reis
2	Tomaten
100 g	Schafskäse
50 g	schwarze Oliven
1 EL	gehackte Petersilie

Eine Portion enthält:

12 g Eiweiß; 18 g Fett; 35 g Kohlenhydrate; 350 kcal

Das Abendessen

Sie könnten nun, nach der Sauna, natürlich alle Hemmungen fallen lassen und essen, was Ihnen beliebt. Überbordende Mahlzeiten mit viel Fett und schwer Verdaulichem rauben Ihnen aber einen Teil des wohltuenden Saunaeffekts. In Finnland ist ein traditionelles Gericht nach der Sauna Salzhering mit Kartoffeln. Bei unserer zu salzbetonten Ernährung ist eine Extraportion jedoch weder notwendig noch erwünscht. Fisch dagegen ist eine gute Idee, er bringt wertvolle Omega-3-Fettsäuren und ist leicht verdaulich.

Wellnesstag mit Sauna

Damit Sie abends keinen Stress in der Küche haben, bietet sich das folgende Rezept an, das geschwind zuzubereiten ist. Sie könnten stattdessen zwar auch essen gehen, aber dann verpassen Sie leicht den Zeitpunkt, an dem Sie die natürliche Bettschwere überwältigt, und ein zu spät genossenes Essen stört die Nachtruhe, die Sie sich durch die Sauna verdient hätten.

Gegrillte Lachssteaks mit Salat

Zutaten für 2 Personen:

2	Wildlachsfilets (je 200 g)
2 EL	Currypulver
2 EL	Sonnenblumenöl
300 g	gemischter Blattsalat
1	kleine Papaya
1	rote Zwiebel
1	Tomate
1	Bund Koriander
2 EL	Walnuss- oder Mandelöl
2 EL	Himbeeressig
50 g	Mandelblättchen
	Salz und Pfeffer

Zubereitung:

Lachsfilets salzen, pfeffern und mit Curry einreiben. Mit Sonnenblumenöl einstreichen und beiseite stellen.

Salat waschen und schleudern. Papaya schälen, halbieren und mit einem Löffel die Kerne entfernen. ¼ der Papaya in Scheiben schneiden und zum Dekorieren aufbewahren, den Rest würfeln. Die Zwiebel schälen, in feine Scheiben schneiden. Die Tomate grob würfeln, den Koriander hacken. Die Salatzutaten mit Öl und Essig anmachen, mit Salz und Pfeffer abschmecken.

Die Lachsfilets in einer beschichteten Grillpfanne von beiden Seiten je 3–4 Minuten grillen und auf dem Salat servieren. Mit Mandeln bestreuen und mit Papayascheiben verzieren.

Zubereitungszeit: Etwa 35 Minuten

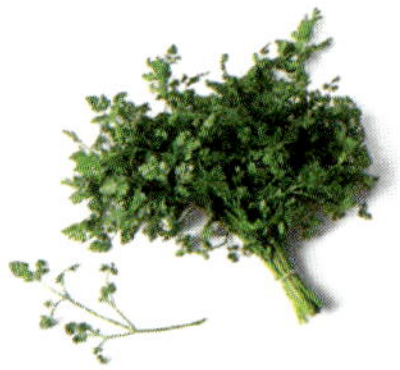

Banana-Summerdream-Drink für den Tagesausklang

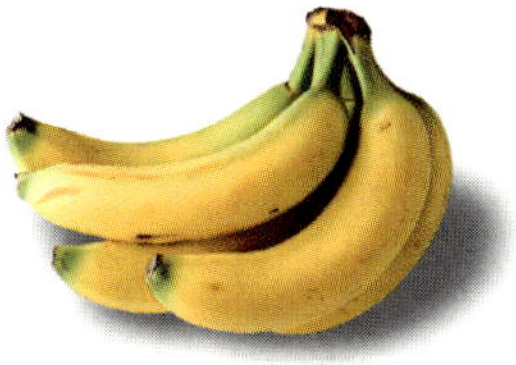

Lassen Sie den heutigen Wellness-Tag geruhsam ausklingen. Die Kohlenhydrate aus der Banane und Tryptophan aus der Milch beeinflussen die Botenstoffe im Gehirn so, dass Ihr Schlummer tiefer und entspannter wird. Oma empfahl dafür heiße Milch mit Honig; etwas exotischer ist unser Sommertraum.

Zubereitung:

Alle Zutaten zusammen in einen Elektromixer geben und etwa 15 Sekunden verquirlen. In ein Longdrinkglas gießen. Dazu passen Limetten- oder Zitronenschalen als Garnitur. Unbehandelte Früchte verwenden!

Ein Drink enthält:

2 g Eiweiß; 1 g Fett; 17 g Kohlenhydrate; 88 kcal

Zutaten für 1 Portion:

- 2 EL gestoßenes Eis
- ½ Banane
- 1 Spritzer Bananensirup
- 4 cl Milch (3,5 % Fett)
- 4 cl Ananassaft
- etwas Zitronen- oder Limettensaft

Ihr Sauna- und Verwöhnprogramm

Sie haben sich mindestens 2 Stunden reserviert? Eventuell bereits einen Massagetermin in der Sauna vereinbart? Die Saunatasche gepackt (siehe vordere Umschlagklappe)? Um sich zeitlich zu orientieren, gibt es in der Kabine eine Sanduhr. Sie brauchen also keine Uhr mitzunehmen, da sie ohnehin stört, wie auch Schmuck, Metall-Haarklammern und Brillen.

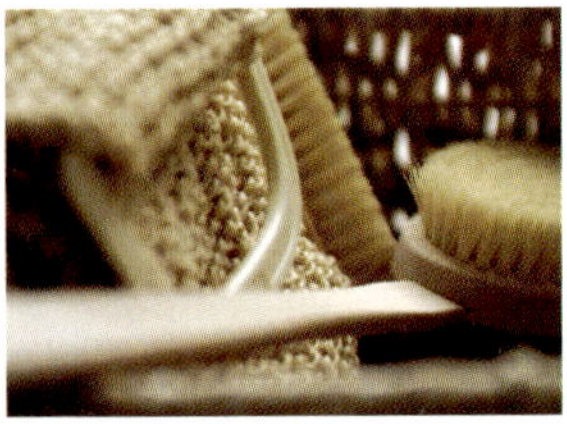

▲ Bürsten fördert das Schwitzen.

Vorbereitung

Sie duschen vor dem ersten Saunagang und reinigen die Haut gründlich. Bitte jetzt keine Wechseldusche. Damit Sie schön schnell ins Schwitzen kommen, trocknen Sie sich anschließend sehr gründlich ab und können ein Trockenbürsten anschließen: Streichen Sie mit einer nicht zu harten Bürste erst die Beine, dann die Arme kräftig in Richtung Herz. Beginnen Sie immer an der Außenseite, dann kommt die Innenseite. Im Nacken und an den Schultern kreisen Sie, das löst auch Anspannungen. Der Rücken verträgt kräftigeres Bürsten als die Vorderseite; bürsten Sie auch hier in kreisenden Bewegungen. Spätestens, wenn die Haut gerötet ist, sind Sie bestens vorbereitet für den ersten Gang.

Die Saunagänge

Den ersten Saunagang genießen Sie am besten noch „pur", ohne Gesichtsmaske, Lotion und Ähnliches.

Nach der Aufwärm- und Abkühlphase könnten Sie dann mit einer Packung für die Haare beginnen (siehe S. 110), mit der Sie zum zweiten Saunagang gehen.

In und nach der Sauna ist die Haut besonders aufnahmefähig. Gönnen Sie ihr eine besondere Portion Pflege. Auf S. 113–114 finden Sie einige Schönheitsrezepte aus der Naturkosmetik, die Sie je nach Ihrem Hauttyp aussuchen können.

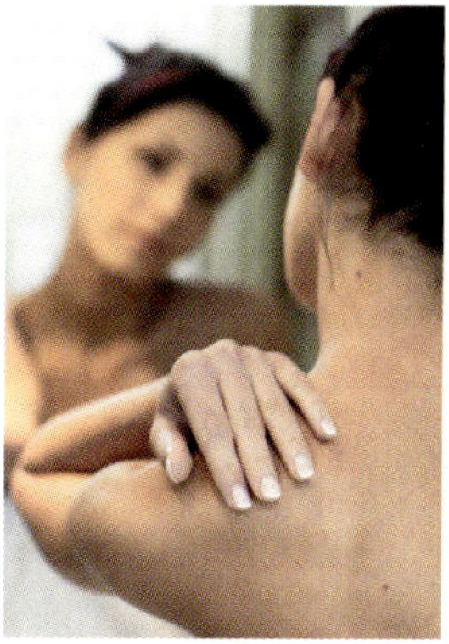

▲ Gönnen Sie sich heute besondere Pflege.

Der zweite Saunagang

Jetzt kommen Sie schon schneller ins Schwitzen, ein Zeichen, dass sich der Körper gut anpasst. Achten Sie auch beim zweiten Gang darauf, wie lange Sie es vertragen. Nicht zu lang ausdehnen! Im Anschluss an die Abkühlung können Sie nun der Haut ein Peeling (wenn Sie die Haut besonders gründlich beleben und reinigen wollen) und eine Extrapflege gönnen.

Wenn Sie Lust und Laune haben, folgt auch noch ein dritter Saunagang. Zeit genug haben Sie an einem Wellnesstag ja.

Besondere Pflege für Ihr Haar

Fettiges Haar

Bei rasch nachfettendem Haar ist nährende Pflege in aller Regel zu viel, es würde noch schneller schlapp herunterhängen. Hier reicht das seit Urzeiten bewährte Rezept des Zitronen-Haarwassers:

- Sie pressen eine Zitrone aus,
- verdünnen den Saft evtl. mit etwas warmem Wasser und
- spülen damit nach dem letzten Waschen Ihre Haare.

Trockenes Haar

Bei trockenem, schuppigem Haar ist die Kopfhaut dankbar für eine nährende Packung. Das enthaltene Klettenwurzelöl soll das Haarwachstum unterstützen, soweit sich der Haarbalg noch zu verstärktem Wachstum anregen lässt. Bitte machen Sie die Packung nicht häufiger als einmal pro Monat. Die Packung sollte mindestens 1 Stunde einwirken, aber in der Sauna haben Sie ja viel Zeit. Achten Sie jedoch darauf, dass im Liegen die Bank nicht beschmutzt.

Herstellung

Je nach Haarlänge mischen Sie 3–5 Esslöffel Klettenwurzelöl (alternativ auch Weizenkeim- oder Sesamöl) entweder mit 1 EL Zitronensaft oder mit 3–5 Tropfen Lavendel-, Rosmarin- oder Geranienöl (eher weniger, wenn Sie in größerer Gesellschaft saunieren, denn in der Wärme entwickelt sich der blumige Duft sehr intensiv).

Anwendung

Massieren Sie die Mischung sanft in die Kopfhaut ein. Sie muss später mit einem milden Shampoo mehrfach ausgespült werden; geeignet ist z. B. ein Brennnessel-Shampoo.

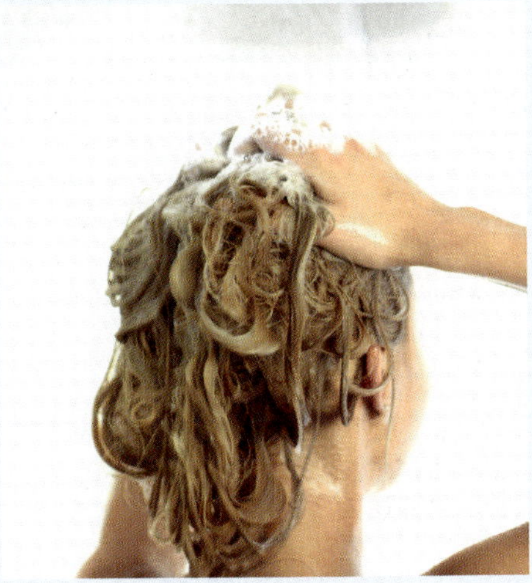

Körper-Peeling

Zwar wird die Haut in der Sauna auf jeden Fall samtig glatt, aber Sie können mit einem Peeling noch nachhelfen. Besonders effektvoll ist das Peeling, um Sommerbräune noch einmal etwas aufzufrischen, denn unter abschuppenden Hautschichten verblasst die Haut. Sind tote Hornschüppchen „abgeschmirgelt", kommt die Bräunung wieder besser heraus.
Sie könnten z. B. ein Salz- oder Honig-Peeling ausprobieren. Weil Honig sehr unschöne Flecken auf den Holzbänken hinterlassen kann, muss man besonders sorgfältig schauen, dass man ganz auf dem Tuch liegt.
Wählen Sie nur eine von beiden Methoden, denn beide zusammen strapazieren die Haut übermäßig. Ich empfehle die Peelings auch nicht Sauna-Einsteigern, und nicht bei bestehenden Beschwerden, weil der Hitzereiz hier noch intensiver einwirkt.
Man sollte also seine Saunareaktionen schon gut einschätzen können, um es einmal damit zu probieren. Aber die meisten sind, wenn diese Bedingungen stimmen, begeistert. Die Haut wird zart wie bei einem Baby. Die Kreislaufbelastung ist aber erhöht!

Salz-Peeling

Hierfür verwenden Sie feines Salz oder feines Meersalz. Am besten geht es mit einem Partner, um sich gegenseitig einzureiben.

Anwendung

Der erste Saunagang von 5 bis maximal 8 Minuten endet mit einem Aufguss. Sie verlassen die Sauna, duschen sich aber nicht ab. Reiben Sie das Salz über den ganzen Körper ein, dabei lassen Sie nur die obere Gesichtshälfte, Brustwarzen und Intimbereich und eventuell Wunden aus. Das Salz peelt jetzt schon ein wenig die Haut. Loses Salz abklopfen und wieder in die Saunakabine.
Der zweite Durchgang ist ebenfalls verkürzt. Der Saunameister öffnet die Tür vor dem nächsten Aufguss für zwei, drei Minuten. Das Salz zieht die Feuchtigkeit, in diesem Fall die sehr heiße Feuchtigkeit, an. Der Aufguss ist extrem intensiv auf der Haut spürbar. Selbst Saunageübte erleben ihn lieber auf der mittleren Bank. Vielleicht ist hier auch einmal die Ausnahme sinnvoll, sich auf die untere Bank zu setzen.

Nach dem Aufguss die Kabine verlassen, an der Luft trocknen, Salz abwischen und dann die Abkühlung unter der kalten Dusche genießen. Einen solchen Aufguss sollte man wegen der sehr starken Wirkung auf die Haut nicht allzu oft machen (höchstens einmal im Monat). Das Salz trocknet aus, und das Peeling kann zu intensiv werden.

Honig-Peeling

Das Honig-Peeling funktioniert im Prinzip genauso. Auf die Qualität des Honigs kommt es dabei nicht so sehr an. Flüssiger Honig lässt sich besser verteilen als fester. Nach 5–8 Minuten „Anschwitzen" mit Aufguss und nach Verlassen der Kabine wird der Honig eingerieben wie beim Salz beschrieben. Mit diesem Honigüberzug geht es wieder in die Saunakabine – bitte unbedingt überall ein Tuch unterlegen! Noch mehr als das Salz bildet der Honig eine Schicht, die das freie Schwitzen erschwert. Seien Sie sich daher bewusst, dass die Schönheit der Haut zwar profitiert, dass aber die Kreislaufbelastung durchaus höher sein wird als bei freiem Schwitzen. Vor dem Aufguss muss daher auch hier erst einmal die Luft in der Kabine deutlich abkühlen, indem die Tür für zwei, drei Minuten geöffnet wird. Anschließend kühlen Sie ab wie gewohnt.

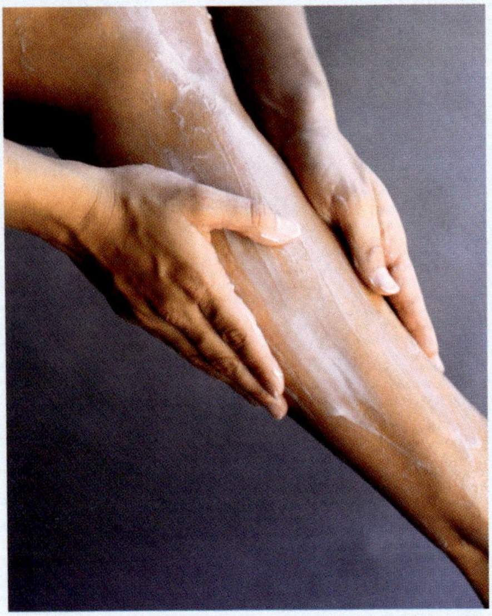

Aroma-Peeling

Es muss nicht unbedingt ein Peeling sein, das mit einem Aufguss verbunden ist: Sie können die Haut auch mit einem fertigen Aroma-Peeling samtweich glätten. Hierfür stehen fertige Peelings für jeden Hauttyp und für jede Duftvorliebe zur Verfügung. Reiben Sie das Peeling einfach vor oder nach der Abkühlungsdusche ein und spülen Sie es ab.

Hautpflege und Gesichtsmasken

Nach dem zweiten Saunagang oder dem zusätzlichen Peeling ist die Haut sehr aufnahmefähig für eine weitere Wohltat.

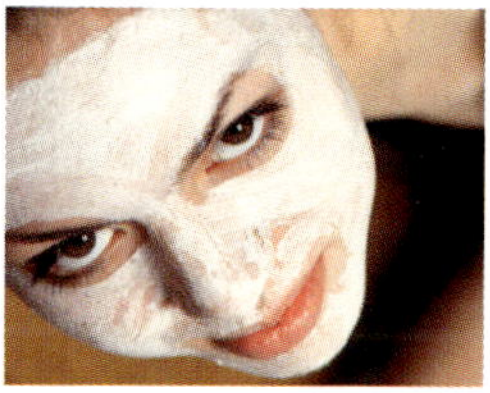

Gesichts- und Körperöl bei sehr trockener Haut

Vermischen Sie alle Zutaten miteinander und bewahren Sie sie in einer dunklen Flasche (z. B. aus der Apotheke) an einem kühlen Ort auf.

Zutaten:

- 50 ml Weizenkeimöl
- 4 Tropfen Geranienöl
- 3 Tropfen Rosenholzöl
- 2 Tropfen Lavendelöl
- 1 Tropfen Orangenöl

Gesichtsmaske für empfindliche, zu Reizungen neigende Haut

Nach der Sauna saugt die Haut wohltuende Essenzen regelrecht auf. Mit der folgenden Maske wird die empfindliche Haut belebt. Sie können sie im Ruheraum einwirken lassen. Es gibt auch fertige Ampullen, die eigens für die saunavorbereitete Haut entwickelt wurden (z. B. von Klafs).

Anwendung:

Alle Zutaten miteinander vermischen, auf die Haut auftragen und 20 Minuten einwirken lassen.

Zutaten:

- 2 EL Quark
- 1 TL Sahne
- 1/4 TL flüssiger Honig
- 1 Tropfen Lavendelöl

Wellnesstag mit Sauna

Aloe-vera-Gesichtsmaske bei Rötungen

Zutaten:

- 1 Eigelb
- 1 TL süßes Mandelöl
- 1 EL Jojobaöl
- 1 TL Aloe-vera-Gel mit etwas Hafermehl

Anwendung:

Alle Zutaten miteinander vermischen und für 20 Minuten auftragen. Das Eigelb ist reich an Vitamin E und heilungsförderndem Zink. Sie können diese Maske wöchentlich wiederholen.

Heilerde-Maske bei fettiger Haut

Fettige Haut beruht auf der Überproduktion der Talgdrüsen. Auch die Verhornung der obersten Hautschicht ist meist verstärkt – Talg kann nicht frei abfließen und entzündet sich zu Pusteln. Die Sauna bietet bereits ein gewisses hilfreiches Peeling, das Sie mit einer Heilerde-Maske noch unterstützen können.

Zutaten:

- 1 EL Heilerde für die äußere Anwendung
- 1 TL Aloe-vera-Gel (bei Entzündungen) Joghurt oder Ananassaft zum Anrühren

Anwendung:

Die geschmeidig verrührte Masse auf das Gesicht auftragen und nach dem Trocknen mit Wasser wieder abnehmen. Bitte aber nicht zu sehr rubbeln, sonst glänzen Sie hinterher wie eine Speckschwarte!

Ruhe und Entspannung danach

Vom medizinischen Effekt her muss die Ruhe im Liegeraum nicht sein, aber ich finde, sie verdoppelt den Spaß.

Entspannende Musik

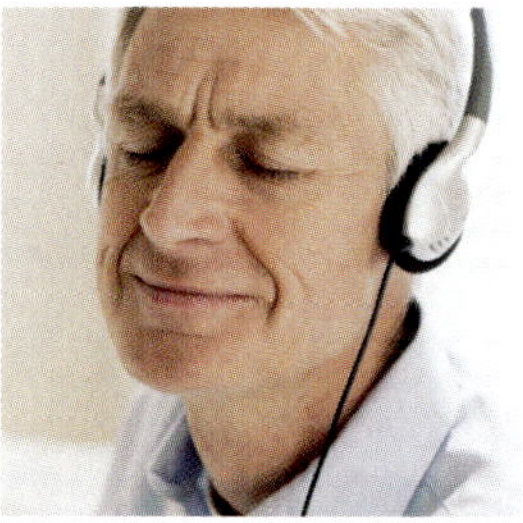

▲ Sanfte Musik kann entspannend wirken.

Der Markt hält eine riesige Auswahl an CDs mit allen Arten von Musik zur Entspannung bereit. Egal, ob Sie Panflöte, Banjo, Naturgeräusche oder Kuschelrock bevorzugen: Nehmen Sie sich für den Ruheraum solche Musik mit. Sie können sich damit sogar „konditionieren“: Wenn Sie wunderbar entspannt sind und Ihr Gehirn in diesem Zustand die Musik aufnimmt, wird ein Teil des Entspannungseffektes auch wieder „erinnert“, wenn Sie die Musik dann an anderen Orten, also beim lästigen Bügeln, in der Büropause nach einem nervigen Telefonat oder auf der Autofahrt nach Hause hören.

Der Atem, (auch) Ausdruck der Seele

Glücklicherweise wird der Atem unabhängig vom Willen geregelt, sodass wir nicht an jeden einzelnen Atemzug denken müssen. Weil die Atmung meist unbewusst abläuft, entgeht uns aber oft ein Alarmsignal für zu viel Anspannung: man merkt gar nicht, wie flach oder sogar gepresst man atmet. Achten Sie, während Sie sich ganz der Entspannung hingeben, speziell einmal darauf, wie Sie atmen. Die optimale Entspannungsatmung geht tief in den Bauch. Legen Sie die Hände in die Flanken und spüren Sie nach, wie die seitlichen Bauchdecken sich heben und senken. Die ungünstige Brustatmung, bei Erwachsenen fast die übliche Atmung, ist viel weniger frei; hier bleiben die Flanken fast unbeweglich, und nur der Brustkorb hebt und senkt sich. Versuchen Sie, tief in den Bauch zu atmen.

Wellnesstag mit Sauna

Wenn Sie einmal das Gespür für die tief entspannte Bauchatmung bekommen haben, können Sie sie sich das in Stresssituationen immer wieder bewusst in Erinnerung rufen. Atmen Sie aber nicht nur tief in den Bauch, sondern achten Sie auch auf einen ruhigen, ganz gemächlichen Rhythmus, wie die Wellen am Meer.

Massage

Zwischen den Gängen oder nach der Sauna können Sie sich massieren lassen. Dadurch lösen sich noch tiefer sitzende Muskelverspannungen, und die „Streicheleinheiten“ entspannen zusätzlich.

Wellness auch für die Füße

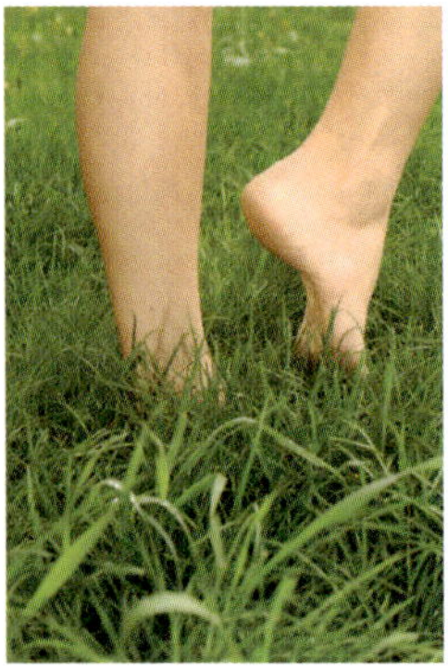

▲ Auch barfuß im Gras laufen ist wohltuend für Ihre Füße.

Gönnen Sie auch Ihren Füßen einmal ganz besondere Aufmerksamkeit. Sie tragen Sie durchs Leben, dürfen aber selten etwas von der Welt sehen und werden recht stiefmütterlich behandelt. Nach der Sauna können Sie sie besonders pflegen. Entfernen Sie Hornhaut mit einem Bimsstein oder mit einer Peeling-Fußcreme. Nehmen Sie Ihre Füße in die Hand – auch sie wollen einmal gedrückt, gestreichelt und geknetet werden! Von den Fußsohlen aus bestehen Nervenverbindungen zu allen anderen Bereichen im Körper, sodass auch eine Fußsohlen-Massage das Wohlbefinden steigert, die Entspannung unterstützt und die Organfunktionen anregt. Vielleicht gönnen Sie sich eine Fußreflexzonen-Massage.

Nach den Saunagängen reichlich trinken

Jetzt können Sie trinken! Das Beste ist reichlich Mineralwasser, zu einem Drittel mit Fruchtsaft ergänzt. Vielleicht schmeckt das etwas dünn, aber so haben Sie ein optimales Verhältnis zwischen Wasser und Zucker, das dafür sorgt, dass die Flüssigkeit rasch, aber nicht zu rasch in Blut und Gewebe aufgenommen wird.

Alkohol in größeren Mengen ruiniert das gerade geleistete Blutgefäßtraining, da Alkohol die Blutgefäße zur Weitstellung zwingt. Der Durstlöscher Bier enthält nicht viel Alkohol. Von dieser Seite her ist nach der Sauna also nicht allzu viel einzuwenden. Bier enthält aber eine hormonähnliche Substanz, die die Konzentration des Harns verhindert. Biertrinker wissen, dass bald nach der Maß die Blase drückt. Da Sie nach der Sauna einen erhöhten Flüssigkeitsbedarf haben, ist es nicht günstig, einen weiteren Flüssigkeitsverlust durch Bier zu fördern. Fangen Sie erst einmal mit Mineralwasser an.

Gegen Wärmeverlust schützen

Solange Sie nach der Sauna noch den angenehm geröteten Teint haben, ist das ein Zeichen dafür, dass Sie noch empfindlicher gegenüber Wärmeverlust sind. Vermeiden Sie also Zugluft und achten Sie auf warme Kleidung.

Adressen und weitere Informationen

Deutscher Sauna-Bund e. V.
Kavalleriestraße 9
33602 Bielefeld
www.sauna-bund.de
info@sauna-bund.de

Der Saunabund gibt neben Informationen rund um die Sauna ein Mitgliederverzeichnis heraus: Anschriftenverzeichnis „Sauna in Deutschland", 12. Auflage (ca. 2 €)

Finnische Saunagesellschaft:
http://www.sauna.fi/pagesde/indexde.htm

Spitzner Arzneimittel GmbH
Bunsenstraße 6–10
76275 Ettlingen
www.spitzner-wellness.de

Saunabau, Hersteller für private Saunas

Klafs Saunabau GmbH und Co.
Medizinische Technik
Erich-Klafs-Straße 1–3
74523 Schwäbisch Hall
www.klafs.de

Bundesfachverband Saunabau und Dampfbad (BSB)
Gütegemeinschaft Saunabau e. V.
Bierstadter Straße 39
65189 Wiesbaden

B+S Finnland Sauna GmbH
Industriestraße 15
48249 Dülmen
www.welt-der-sauna.de/weiter.htm
info@bs-finnland-sauna.de

Zeitschriften und weitere Informationen

Saunabetrieb und Bäderpraxis: Organ des Deutschen Saunabundes e. V.
Hier kommen Fachleute zu allen Fragen rund um die Sauna zu Wort.

Schwimmbad & Sauna
Fachschriften-Verlag GmbH & Co. KG
Höhenstraße 17
70736 Fellbach
www.schwimmbad-und-sauna.de
Hier erhalten Sie Adressenverzeichnisse für weitere Hersteller, Marktübersichten für spezielle Wünsche wie z. B. Blockbohlen-Saunen u. a.

Weiterführende Literatur

Kneipp/Naturheilverfahren

Bachmann, Robert M.: Natürlich gesund mit Kneipp. TRIAS Verlag, Stuttgart 2006, ISBN 978-3-8304-3325-5

Uehleke, Bernhard: Das große Kneipp Gesundheitsbuch. Haug Verlag, Stuttgart 2006, ISBN 978-3-8304-2226-6

Ernährung

Bachmann, Robert M.: Natürlich gesund durch Säure-Basen-Gleichgewicht. TRIAS Verlag, Stuttgart 2006, ISBN 978-3-8304-3238-8

Bachmann, Robert M.: Ganz bequem zur Säure-Basen-Balance: Das Kochbuch. TRIAS Verlag, Stuttgart 2005, ISBN 978-3-8304-3237-1

Moll, Ralf: Suppenfasten. TRIAS Verlag, Stuttgart 2007, ISBN 978-3-8304-3340-8

Schmiedel, Volker: Cholesterin – 99 verblüffende Tatsachen. TRIAS Verlag, Stuttgart 2006, ISBN 978-3-8304-3323-1

Wilhelmi de Toledo, Francoise: Buchinger Heilfasten. TRIAS Verlag, Stuttgart 2006, ISBN 978-3-8304-3378-1

Erkrankungen

Beuth, Josef: Gesund bleiben nach Krebs. TRIAS Verlag, Stuttgart 2006, ISBN 978-3-8304-3295-1

Faber, Sophie: Das TRIAS-Handbuch Richtig selbst behandeln. TRIAS Verlag, Stuttgart 2006, ISBN 978-3-8304-3253-1

Halhuber, Carola: Bypassoperation, Ballondilatation, Stents. TRIAS Verlag, Stuttgart 2006, ISBN 978-3-8304-3322-4

Loddenkemper, Konstanze: TRIAS Therapie Kompass Entzündliches Rheuma ganzheitlich behandeln. TRIAS Verlag, Stuttgart 2007, ISBN 978-3-8304-3268-5

Middeke, Martin: Bluthochdruck: Endlich wieder gute Werte. TRIAS Verlag, Stuttgart 2005, ISBN 978-3-8304-3225-9

Regelin, Petra: Vital & beweglich ein Leben lang. TRIAS Verlag, Stuttgart 2007, ISBN 978-3-8304-3366-8

Reining, Robert: Endlich weniger Schmerzen. TRIAS Verlag, Stuttgart 2006, ISBN 978-3-8304-3279-1

Stichwortverzeichnis

Impressum

Bibliografische Information
der Deutschen Nationalbibliothek
Die Deutsche Nationalbibliothek verzeichnet diese Publikation in der Deutschen Nationalbibliografie; detaillierte bibliografische Daten sind im Internet über http://dnb.d-nb.de abrufbar.

Programmplanung: Uta Spieldiener

Redaktion: Dipl. Biol. Anne Bleick
Bildredaktion: Christoph Frick

Umschlaggestaltung und Layout: CYCLUS Visuelle Kommunikation

Bildnachweis:
Umschlagfoto: Corbis
Fotos im Innenteil:
Bora Sauna-Bodensee, Radolfzell: S. 4 links, 4 rechts, 9, 23, 25, 43; B + S Finnland-Sauna: S. 4 Mitte, 21, 22 rechts; Corbis: S. 3; Creativ Collection: S. 5 Mitte, 15, 27, 63, 67, 722, 109, 110; Dynamic Graphics: S. 48; Christoph Frick: S. 44; Image Dictionary: S. 22 links; Jupiter Images: S. 42, 59, 75, 94, 194, 115; MEV: S. 68; 113; Thomas Möller, Stuttgart: S. 5 links, 14, 26, 29, 33, 90, 100, 108, 116, U2 links unten; Photo Alto: S. 92, 102, 103, 105, 106, 107; Photo Disc: S. 5 rechts, 30, 36, 38, 39; 46, 51, 55, 65, 70, 79, 83, 88, 96, 99, 103, 112, U2 links oben, U2 rechts oben; Pixland: S. 16, 57, 61, U2 rechts unten; Scorpius: S. 74; Bernhard Widmann, Stuttgart: S. 7, 12, 18, 49, 81

Zeichnungen: Christine Lackner

Alle Abbildungen im Buch sind gestellt.

3. überarbeitete Auflage

Oswald-Hesse-Straße 50, 70469 Stuttgart

Printed in Germany

Satz: F3media, Holzgerlingen
gesetzt in: InDesign
Druck: Westermann Druck Zwickau GmbH

Gedruckt auf chlorfrei gebleichtem Papier

ISBN 978-3-8304-3401-6 1 2 3 4 5 6

Liebe Leserin, lieber Leser,
hat Ihnen dieses Buch weitergeholfen? Für Anregungen, Kritik, aber auch für Lob sind wir offen. So können wir in Zukunft noch besser auf Ihre Wünsche eingehen. Schreiben Sie uns, denn Ihre Meinung zählt!

Ihr TRIAS Verlag
E-Mail Leserservice:
heike.bacher@medizinverlage.de

Adresse:
Lektorat TRIAS Verlag, Postfach 30 05 04,
70445 Stuttgart
Fax: 0711 - 8931 - 748

Wichtiger Hinweis: Wie jede Wissenschaft ist die Medizin ständigen Entwicklungen unterworfen. Forschung und klinische Erfahrung erweitern unsere Erkenntnisse, insbesondere was Behandlung und medikamentöse Therapie anbelangt. Soweit in diesem Werk eine Dosierung oder eine Applikation erwähnt wird, darf der Leser zwar darauf vertrauen, dass Autoren, Herausgeber und Verlag große Sorgfalt darauf verwandt haben, dass diese Angabe dem **Wissensstand bei Fertigstellung des Werkes entspricht.**

Die Ratschläge und Empfehlungen dieses Buches wurden vom Autor und Verlag nach bestem Wissen und Gewissen erarbeitet und sorgfältig geprüft. Dennoch kann eine Garantie nicht übernommen werden. Eine Haftung des Autors, des Verlages oder seiner Beauftragten für Personen-, Sach- oder Vermögensschäden ist ausgeschlossen.

Mehr Lebensqualität für die ganze Familie

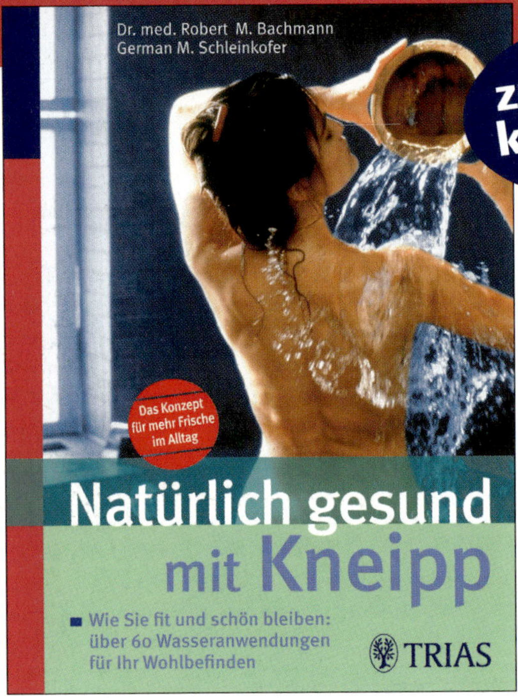

zu Hause kneippen

- So beugen Sie Krankheiten vor: 62 erfrischend einfache Wasser-Behandlungen stärken Ihre Abwehrkräfte und bringen mehr Energie in Ihr Leben
- Ohne Nebenwirkungen: Viele Beschwerden wie z.B. Erkältungen, Abgeschlagenheit, Schmerzen und Kreislaufprobleme werden wirksam geheilt
- Übersichtlich und einfach: Schritt-für-Schritt-Anleitungen und Anleitungs-Fotos zeigen Ihnen genau, wie Sie es richtig machen

Robert M. Bachmann/German M. Schleinkofer
Natürlich gesund mit Kneipp
€ 19,95 [D] / € 20,50 [A] / CHF 34,90
ISBN 978-3-8304-3325-5

In Ihrer Buchhandlung oder
bei TRIAS in
MVS Medizinverlage Stuttgart
Postfach 30 05 04
70445 Stuttgart
www.trias-gesundheit.de

TRIAS
wissen, was gut tut